心屋修缮

让心脏更健康

主编 尹力

U0339454

天津出版传媒集团

天津科技翻译出版有限公司

图书在版编目(CIP)数据

心屋修缮：让心脏更健康 / 尹力主编. — 天津：
天津科技翻译出版有限公司, 2024.6
ISBN 978-7-5433-4378-8

Ⅰ. ①心… Ⅱ. ①尹… Ⅲ. ①心脏血管疾病–防治
Ⅳ. ①R54

中国国家版本馆 CIP 数据核字(2023)第 120800 号

心屋修缮：让心脏更健康

XINWU XIUSHAN：RANG XINZANG GENG JIANKANG

出　　　版：天津科技翻译出版有限公司
出 版 人：方　艳
地　　　址：天津市南开区白堤路 244 号
邮政编码：300192
电　　　话：(022)87894896
传　　　真：(022)87893237
网　　　址：www.tsttpc.com
印　　　刷：天津新华印务有限公司
发　　　行：全国新华书店
版本记录：710mm×1000mm　16 开本　9 印张　200 千字
　　　　　　2024 年 6 月第 1 版　2024 年 6 月第 1 次印刷
　　　　　　定价：58.00 元

(如发现印装问题,可与出版社调换)

编者名单

主　编　尹　力

编　者　富华颖　李飞雪　李　晨　廖　可　刘　彤

　　　　刘　杨　佟　森　王启明　许　钢　杨　尹

　　　　杨　华　叶　岚　袁金虎

·序言·

　　心脑血管疾病的致死率在我国排名第一，且心血管疾病的发病率和死亡率仍处于上升阶段，因此，疾病的预防、治疗、康复和管理任重道远。心血管疾病的预防看似是专家的事，是医生的事，但实际上更是患者自己的事。

　　没有医学教育背景的人，很难自学医学专业知识，我的患者有时会问我一些专业问题，我就给他"泼冷水"：一个年轻医生临床培训了 2 年，还不能独立看病，大学 5 年，研究生 3 年，博士又 3 年，前后加一起 10 多年了才刚刚独立坐诊，患者自己是很难学懂的。反而，有时患者会自己"对号入座"，胃不舒服，一看书，呀，别是胃癌了吧！有点胸痛，一对号，呀，别是发生心肌梗死了吧！结果明明身体健康，却把自己吓出了"心病"。也有的患者什么都不在乎，一说就是"我觉得没什么事"，第二句就是"我血压高好多年了，可我什么事儿都没有"，结果小病发展成大病。

　　那患者应不应该看医学方面的书呢？当然是应该的，但准确地说是应该看医学科普图书。没有病，知道注意什么，如何预防；有了病，在医生指导下，知道观察什么，如何配合治疗；病好了，知道如何康复，避免再次发作。说实话，好的医学科普书不多，由真正有丰富临床经验的高水平专家亲笔写的医学科普书籍更是少之又少。

　　天津医科大学第二医院心脏科的尹力医生，作为医学博士、主任医师，从事临床心血管病诊疗工作近 40 年，在心血管危重症、高血压、心力衰竭、心律失常、瓣膜病、心肌病、冠心病及介入治疗等方面积累了丰富的临床经验。近年来，她特别关注心血管疾病的预防和科普工作，根据自己近 40 年的临床经验，汇集了心血管疾病预防、诊断、治疗、康复和管理的最新认识，以浅显易懂的文字、风趣幽默的语言、形象的比喻和深入浅出的写作方式，写就了这本《心屋修缮：让心脏更健康》，为患者答疑解惑。她的无私分享值得我们广大医生学习，她的佳作更是值得细细品读。希望她有更多的科普作品与大家见面。

推荐这本书成为你心血管疾病保驾路上的指南，保护好你的心。

李广平

2024 年 4 月

·前言·

在我近 40 载的从医生涯中，遇到过一些高血压患者因为延误治疗，最后发展为肾衰竭、偏瘫；也遇到过一些急性心肌梗死患者因为错过黄金救助时间而导致心力衰竭。我在为他们惋惜的同时，也在思考为什么会这样。

思考后的答案是：大众没有被普及应有的医学常识。

在临床工作中，无论是在病房还是在门诊，常常有患者提出各种问题，但是，由于时间有限，我无法详细地说明，只能以寥寥数语简单回答患者。即便如此，患者也是千恩万谢。可见，患者很渴望了解与自身相关的医学常识。于是，我萌生了一个想法，那就是做医学科普。

本书从大众读者的角度，深入浅出地对心脏结构和常见的心血管疾病进行了介绍。第 1 章论述了心脏的结构及各个结构对应的心血管疾病。第 2 章系统介绍了冠心病发作前的征兆、冠心病的检查，以及冠心病的治疗。特别介绍了当急性心肌梗死来袭时的正确应对方法。第 3 章详细介绍了高血压，怎样选择血压计，怎样测量血压，以及口服降压药的相关问题。第 4 章主要介绍高血脂，阐述血脂的分类和降脂药的作用。第 5 章主要介绍心律失常，如窦性心律不齐等，以及常见或危害较大的心律失常。

阅读本书有利于读者对心脏结构和相关检查建立系统认识，理解治疗手段和药物的机制，解除就诊时心中的疑惑，方便医患之间顺畅交流；同时，也有助于读者自我管理慢性疾病，保持身体健康。

由于经验不足，本书可能存在疏漏之处，还望读者和同仁不吝赐教。本书的编写受到天津医科大学第二医院心脏科李广平主任和刘彤主任的大力支持。本书编辑的细致工作及认真负责的态度使全体作者深受感动。在此我代表全书的作者向他们致以深切的谢意。

尹力

2024 年 4 月

·目录·

呵护你的心

HEART

扫码一起守护健康

交流「心」声

心有所依，
加入专属读者社群交流阅读心得

知晓「心」意

精选好书，
了解你需要知道的健康知识

01 我们的心脏

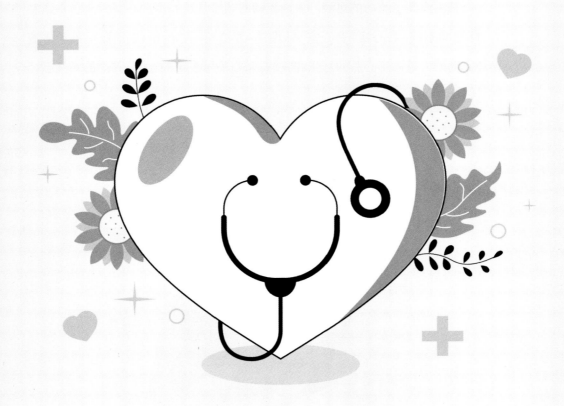

每个人都有一颗和自己拳头一样大小的心脏。心脏是我们体内一个不知疲倦、永不休息的器官。从生命在母体中孕育开始,直至庄严谢幕的那一刻,心脏都夜以继日地工作着。如果按心脏每分钟跳动60次计算,一年要跳动3000万次以上,一生要跳动近30亿次。

通常把心脏比作水泵。它永不停歇,源源不断地把血液输送到全身各处,维持着人的生命。那么,心脏这个泵是如何工作的呢?

可以把心脏想象成一套拥有上下两层共四个房间的公寓套房。四个房间分别是右心房、右心室、左心房、左心室。心房在上层,心室在下层。心房连接静脉系统,心室连接动脉系统(图1-1)。

心脏内充满了流动的血液。血液流动的顺序是从心房到心室,从右心到左心,即静脉系统–右心房–右心室–肺循环–左心房–左心室–主动脉。推动血液循环流动的力量源于心脏的舒张和收缩。来自静脉系统的血液,其中的氧气已经

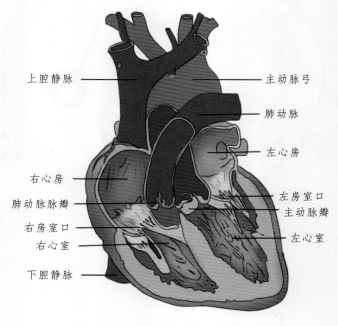

图1-1 心脏。

被消耗殆尽,呈紫蓝色,经过肺循环充氧后变成鲜红色的动脉血。动脉血流入主动脉后依次经大动脉、中动脉、小动脉,最后到达各组织器官的毛细血管网。这就像灌溉农田的水利管网,逐级送水浇灌农田。毛细血管网内的血液汇入静脉系统,再回流入右心,完成一次循环。心脏排出的血液沿着覆盖全身组织的血管网络循环流动,将氧气和营养物质输送到各组织器官。

心脏各房室之间都安装有"房门",称为心脏瓣膜。正是这些房门的定向开启和关闭,控制着心脏血液沿着给定的方向流动,并且血液不能反向流动。如果心脏瓣膜发生病变,就会发生血液流出不畅或血液倒流。这叫心脏瓣膜病。

左右心房和左右心室之间有心肌砌成的"薄墙",分别叫房间隔和室间隔。在胎儿时期,这些墙上开有"窗户"。室间隔的"窗户"在出生前已经完全封闭,房间隔的"窗户"在出生后很快闭合。如果这些"窗户"不能按时封闭,就形成房间隔缺损或室间隔缺损。这属于先天性心脏病。在有缺损的心脏内,血液会"走错路",即发生分流,会显著降低心脏的排血功能,造成患儿发育障碍和心功能衰竭。

心脏这套公寓有独立完整的墙壁,叫心肌。心肌和我们居住的房屋的墙壁相似,也是由"砖块""混凝土"有序堆砌而成。其中的"砖块"是心肌细胞(图1-2),"混凝土"是结缔组织。它们共同搭建起心脏的房屋架构,组成一个完整的密闭系统。当"墙壁"受到感染、缺血,或存在先天性基因异常时会发生病变,例如,心肌炎、心肌缺血、心肌梗死、心肌病。

在"墙壁"里埋藏着的"电路",叫心脏传导系统(图1-3)。"电路"负责将电流传遍并"点亮"每一个心肌细胞。再由心肌细胞把电能转换为心肌收缩和舒张的机械能,保证心脏永不停歇地收缩、舒张、泵血。一旦"电路"发生故障,如电流传导受阻或局部有"漏电""短路"的情况发生,就会导致心律失常。最严重的心律失常是心室纤颤和心脏停搏,会在瞬间致人死亡。

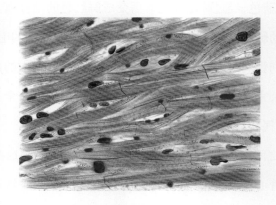

图 1-2 心肌细胞。

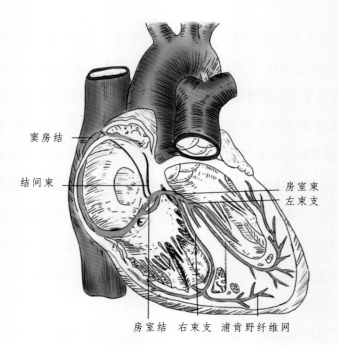

图 1-3 心脏传导系统。

在心肌的外表面走行着供应自身的"水管系统",叫冠状动脉(图1-4)。冠状动脉负责运输氧气和各种营养物质到心脏的每一个角落,保证维持心脏所有细胞组织正常工作。冠状动脉狭窄或堵塞,会引起血流受阻,引发心肌缺血、缺氧,

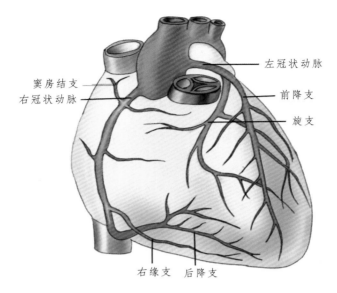

窦房结支
右冠状动脉

左冠状动脉
前降支
旋支

右缘支 后降支

图 1-4 冠状动脉。

这就叫冠心病。

　　心脏最外面有一件又厚又韧的外衣,叫心包(图 1-5)。坚韧的心包为心脏遮风挡雨,缓解冲撞。心包和心脏的墙壁(心肌)之间有一个潜在的缝隙,叫心包腔。正常情况下,心包腔里有 15~50mL 液体,起润滑作用。心包腔的存在和心包腔内的少量液体保证了心脏能没有阻力地"跳动",即收缩和舒张。心包也会生病,它可能会变小,叫心包缩窄;可能会变硬,叫心包纤维化或心包钙化。心包腔内还可能存积过多的液体或血液,叫心包积液或心包积血。如果心包腔内快速出现大量的积液或积血,心脏就像突然被一双有力的大手紧紧箍住,无法舒张,这叫心脏压塞,直接后果是心脏停搏。

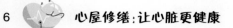

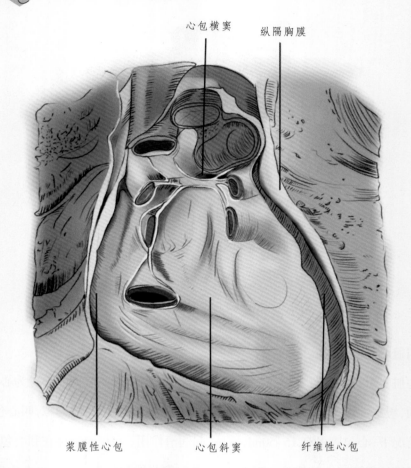

心包横窦　　纵隔胸膜

浆膜性心包　　心包斜窦　　纤维性心包

图 1-5　心包。

02 冠心病

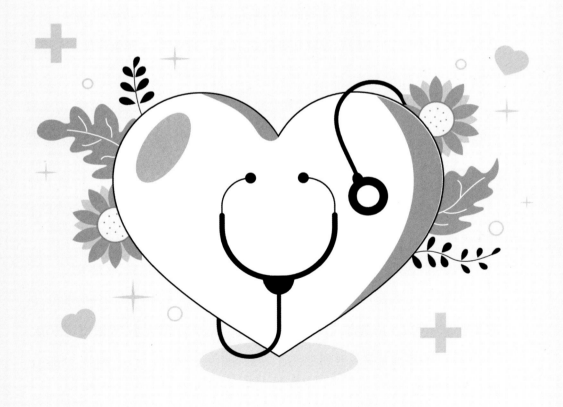

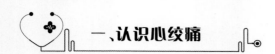

一、认识心绞痛

冠心病就是常说的心肌缺血，全称为冠状动脉粥样硬化性心脏病，是由冠状动脉（简称"冠脉"）狭窄导致心肌缺血，从而引起的心脏病。

冠脉相当于为心脏供应血液的水管系统，如果冠脉出现狭窄，血流受限，心肌供血减少，处于营养不良的状态，这就是心肌缺血。如果冠脉完全堵塞，血流中断，心肌血液断供，会立即发生缺血坏死，这就是心肌梗死。

冠脉之所以发生狭窄或闭塞，最根本的原因是发生了动脉粥样硬化。正常的冠脉就像新的水管，内面光滑，管腔通畅。几十年后，管壁或多或少会有一些污垢、杂质。这些堆积在冠脉内壁表面的污垢和杂质，就是动脉粥样硬化斑块。正是它们引起了管腔狭窄、堵塞，导致心肌缺血、坏死。所以说，动脉粥样硬化是导致心肌缺血的真正元凶。

当发生心肌缺血时，最典型的症状是心绞痛。鉴别出真正的心绞痛，对于冠心病的诊断至关重要。利用典型心绞痛诊断冠心病的准确率甚至超过心电图。

（一）典型心绞痛

典型心绞痛是阵发性前胸部压榨样疼痛或有憋闷感。典型心绞痛包含以下几个关键点。

（1）诱因：包括体力劳动、情绪激动（愤怒、狂喜）、寒冷、饱餐、吸烟等。

（2）部位：心绞痛可以发生在下颌以下、肚脐以上、前胸后背的任何部位，最常见发生的部位是前胸部。疼痛的范围通常为一个手掌大小，界限模糊不清。

（3）放射：疼痛常常放射到左肩部、左前臂内侧、下颌部、牙龈、咽部、颈部、上腹部、腰背部等。

（4）性质：通常是压迫样、有憋闷感、紧缩感，也可能有烧灼感、酸胀感。

（5）持续时间：多为 3~5 分钟，一般不超过 30 分钟，可以表现为一阵一阵地反复发作。

（6）缓解方式：停止活动、休息、舌下含化硝酸甘油等药物可以在几分钟之内缓解心绞痛。

如果同时具备上述几条就是典型的心绞痛。医生在获得典型心绞痛的证据后，再对冠心病进行诊断。

（二）不典型心绞痛

具备上述典型心绞痛症状的心肌缺血患者并不多见。大多数患者并未感到心绞痛，而是有压迫感和憋闷感，有的患者甚至完全没有症状，首发即为心肌梗死，甚至是猝死。

不典型心绞痛的症状纷繁复杂、各式各样。例如，呼吸困难、疲劳感、不适感、头晕、晕厥、牙痛、下颌痛、上腹痛、嗳气等。嗳气就是俗称的打饱嗝儿，一般人认为这是典型的消化道症状。但是在介入手术中观察到，右冠脉导致下壁心肌缺血的患者除了有心绞痛症状以外，还会出现频繁的嗳气。

因此，下颌以下、肚脐以上、前胸后背的任何不适症状都有可能是心绞痛。心脏科医生对于上述部位的一切不适症状都非常小心，避免误诊和漏诊。当然，发生在下颌以下、肚脐以上、前胸后背的疼痛并非都是心绞痛。除了心肌缺血，还可能由其他原因导致。

（三）不属于心绞痛的胸部疼痛

（1）持续一两秒、短暂、针刺样、闪电样的疼痛。

（2）与胸部活动相关的疼痛，如深呼吸诱发的疼痛，停止深呼吸后疼痛消失；躯体转动，上肢活动时牵拉产生的疼痛，停止活动后疼痛消失。

（3）胸壁持续疼痛，在疼痛部位有触痛或局部压痛。

（4）进行剧烈运动或劳累时不发生疼痛，之后休息时才感到胸背部疼痛，持续数小时至数天才缓解。这与心肌缺血无关，应该是肌肉和骨骼疲劳所致。

 二、心电图诊断心肌缺血可靠吗？

实际上，心电图诊断心肌缺血不敏感，心电图正常并不能排除心肌缺血。

那反过来，如果心电图提示"心肌缺血"，是否真的就是心肌缺血呢？到心内科门诊就诊的患者，很多都是因为心电图提示"心肌缺血"，其中不乏一些十几二十岁的年轻人。然而，专科医生检查发现，有些患者并没有心肌缺血的迹象。这又说明心电图诊断的"心肌缺血"可信度并不高。

下面就从两个方面来讨论一下心电图在心肌缺血的诊断上是否可靠。

（一）为什么心电图正常不能排除心肌缺血？

1.心电图不直接反映心肌缺血

心肌细胞本身"带电"，叫"心电"。心电传到人体表面会产生心电信号。心电信号很微弱，自身察觉不到，但是可以被体表心电图机记录下来，形成心电图。当心肌缺血时，心肌细胞的心电信号会发生改变。心电图正是通过记录心肌细胞的这种电信号改变，间接得出心肌缺血的诊断。可见，心电图并不能直接反映心脏血管的狭窄程度，更不能反映血管内血流量的多少。因此，大多数患者只有在心绞痛发作时心电图才表现异常，平时做的心电图都表现正常。

2.心电图是心电向量综合的结果

心脏是一个三维立体的结构。当四面"墙壁"中只有一面发生缺血，例如，当单独的前壁、下壁、侧壁或后壁缺血时，心电图异常表现十分突出，而且有定位意义。医生可以根据心电图异常的导联推断出是哪个壁的心肌缺血，甚至能推断出是哪根血管发生了狭窄。但是，当相互对立的两面心肌同时缺血时，心电图的改变相互抵消,叫心电向量抵消,此时会表现为心电图正常。然而这样的患者,其心肌缺血的范围可能更广,危险性更高。因为能引起广泛心肌缺血的,必然是多支冠脉病变或者是左主干病变,很可能导致患者猝死。所以,虽然一些患者具有典型心绞痛症状,但是其心电图结果完全正常。

10 几年前,有一位中年男子由妻子陪同来看病。这位患者有典型的心绞痛症状,可心电图却表现正常。医生当时极力劝他住院做冠脉造影检查,却被他拒绝。大约半个月后,他的妻子出现在本人的门诊,神情判若两人。她说,回去后没过多久,她的丈夫就猝死了。现在的她痛不欲生,无处诉说后悔、懊恼和自责。此时,任何语言都是多余的,唯有倾听。

(二)心电图异常为什么又不能肯定是心肌缺血呢?

1.心电图诊断心肌缺血的依据比较笼统

诊断心肌缺血的心电图表现主要有:T 波低平、T 波倒置、ST 段压低。将正常心电图和这几个征象的典型心电图放在一起做对比(图 2-1 至图 2-4)。

为了方便起见,心电图机的生产商把这几项指标输入心电图机的自动识别程序里,并归结到心肌缺血的诊断条目下。于是不管男女老幼,无论何种原发疾病,只要出现上述征象,心电图机都会报出"心肌缺血"的诊断。这应该属于人工智能(AI)在医学领域里最初级的应用。

然而实际情况绝非如此简单。心电图上的 T 波低平、T 波倒置、ST 段压低是一个高度概括的表述。T 波低平达到多少?T 波倒置呈什么形状?ST 段压低多少?这些细微的变化在诊断中所起的作用是差之毫厘,谬之千里。

2.心电图记录的是心肌细胞的电信号

能引起心电信号改变的各种因素都可以引出心电图上的 T 波低平、T 波倒置、ST 段压低。换句话说,出现上述三个征象的情况不只局限于心肌缺血,心肌

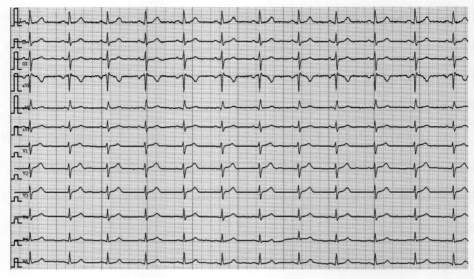

图 2-1 正常心电图。

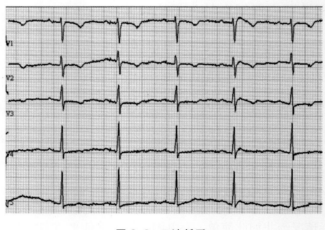

图 2-2 T 波低平。

病、心肌炎、高血压性心脏病、心律失常、心包炎、心包积液、低钾血症、高钾血症等都有可能出现这些表现。更有甚者，心脏完全没有病变，只是由于自主神经功能混乱，也会出现心电图 ST 段和 T 波的改变。这种情况多见于身体健康的中青年女性和精神紧张的中小学生。

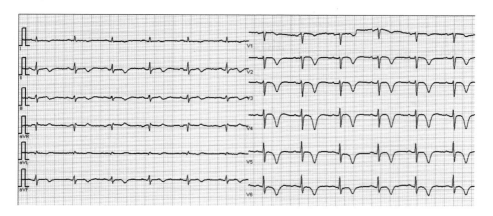

图 2-3 T 波倒置。

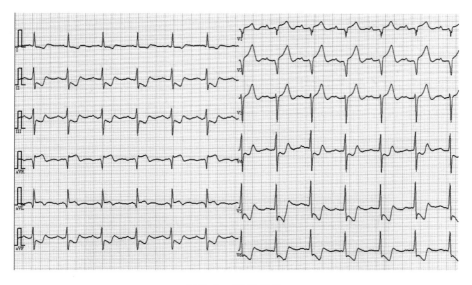

图 2-4 ST 段压低。

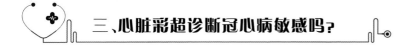

三、心脏彩超诊断冠心病敏感吗?

经常有门诊患者主动要求做心脏彩超。理由是,做心电图没查出问题,希望做贵一点的检查,检查得更全面、彻底。其实在心脏科没有哪一项检查能查出所有的心脏病，检查费用的高低与检查效果是否全面、彻底并无关系。

（一）心脏彩超的诊断价值

心脏彩超又叫超声心动图。主要用于了解心腔大小、心肌的厚薄和动力、心脏瓣膜、心包，以及心脏血流。

1.了解心腔大小

心脏像一套公寓房，心脏彩超就好比一位"房屋测量员"。它拿着一把"尺子"，进到房间里，测量心脏各房室的大小。正常成年人各房室的"套内直径"（简称"内径"）都有正常值：左心房（LA）为 19~30mm；右心房（RA）通常不超过同一个体左心房的大小；左心室（LV）为 35~50mm；右心室（RV）为 27~33mm（图 2-5）。

如果某一个心腔内径高于上述标准则为心脏扩大，可以是单独的左心房扩大、左心室扩大、右心房扩大、右心室扩大，也可以是两个或两个以上的心腔同时扩大，最常见的是左心房和左心室同时扩大。心脏扩大表明心脏已有病变。

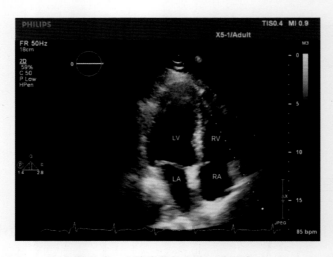

图 2-5　心脏彩超的心脏四腔图像。

2.评估心肌的厚薄和动力

心肌像房屋的墙壁。"房屋测量员"量完房间大小后,会顺便测量一下各房室墙壁(心肌)的厚度和心肌运动的力度。

心脏泵功能的主要承担者是左心室,所以左心室心肌的厚度和力度是关注的重点。正常成年人左心室心肌的厚度是 9~11mm。不在此范围者,无论是增厚或是变薄,均属于异常。

判断心肌运动力度的最常用指标是射血分数(EF)。正常人 EF≥50%。EF 降低说明心脏收缩功能下降,心脏排血减少。心脏彩超还能测量心脏的舒张功能。心脏舒张功能下降意味着心脏抽吸血液的力度下降,这也是心功能不全的一种表现。

除了左心室之外,心脏其余各个房室主要充当心脏内血液流通的管道,基本没有泵血功能。它们的心肌都比较薄,收缩、舒张的意义不大。所以一般不测量其余各房室的心肌厚度和力度。

3.了解心脏瓣膜和间隔的情况

心脏各房间都安装有门(瓣膜),分别是二尖瓣、三尖瓣、主动脉瓣、肺动脉瓣。心脏彩超的一个重要应用就是查看这些瓣膜的情况。首先,查看各个"门框",即瓣膜附着处的瓣环,是否有缩小、扩大或钙化。其次,查看"门",即瓣膜的形态是否正常,是否有增厚、粘连、卷曲、钙化、缺损。然后,确定各瓣膜是否能完全打开,是否能关得严丝合缝。如果不能完全打开,最大能开多大;如果关闭不严,留有多大的缝隙。最后,还要看瓣膜的边缘是不是有异物(赘生物)。

心脏的房间隔和室间隔可能因先天性发育异常而出现缺损（详见第 1 章）。心脏彩超可以精确显示缺损的位置、形状、大小,为后续治疗决策提供准确的信息。

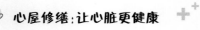

4.检查心包

我们的心脏穿着一件外衣——心包（详见第1章）。心脏彩超能迅速、准确地显示心包的情况,确定是否有心包增厚、粘连、钙化。当出现这些情况时,心包的弹性（顺应性）下降,心脏舒张受限,会极大降低心脏的泵血功能。

心脏彩超还能诊断心包积液,准确判断积液量,当遇到心脏压塞这种极其凶险的情况时,心脏彩超还能指导临床医生进行心包穿刺引流,抽出积液或积血。

通过心脏彩超还可以看出心包腔内有没有异物,这些异物可能是远处转移的肿瘤,也可能是原发于心包的肿瘤,还可能是一些非肿瘤性包块,如血栓。

5.评估心脏血流

在物理学中,当一个发光点向观测者移近,光的颜色是蓝色,叫蓝移;如果发光点离观测者而去,光的颜色会发红,叫红移。这就是多普勒效应。天文学家正是利用红移和蓝移来判断宇宙中哪些星星正远离地球,哪些星星正靠近地球。

超声科医生也是通过红移和蓝移来判断哪些血流正流向超声探头,哪些血流正远离超声探头,据此观察血液在心腔内流动的速度和路线,并判断出血流速度是快还是慢,有没有走弯路、岔路、歧路,甚至是回头路。最后诊断患者是否患有先天性心脏病、心脏瓣膜病、心脏穿孔等。这叫多普勒超声心动图（图2-6）。

当心腔内血液流动缓慢时,容易形成血栓。血栓如果随着血液流到全身各处就会导致栓塞甚至灾难性事件,如脑栓塞就是血栓栓塞的结果。心脏彩超对于检查心腔内是否有血栓十分敏感。

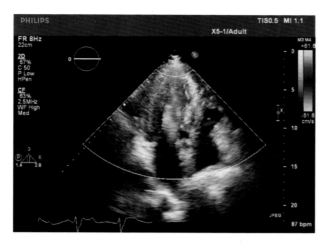

图 2-6　多普勒超声心动图。

(二)心脏彩超在冠心病诊断中的作用

虽然心脏彩超有如此多的用途,但它对于心肌缺血的诊断并不敏感。心脏彩超不能直接显示冠脉是否狭窄。对于冠脉狭窄程度比较轻的早期心肌缺血,心脏彩超检查的敏感度不如心电图。

在下面两种情况中,心脏彩超对冠心病有一定的诊断价值。

(1)冠脉严重狭窄,导致心肌严重缺血,运动无力。此时心脏彩超可以显示缺血处的心肌运动幅度下降。通常在报告单上会提示:心肌节段性运动减低。

(2)当冠脉完全阻塞时,心肌坏死、变薄,完全不能收缩。有时,这部分坏死心肌不仅不能收缩,还可能在其他部位心肌收缩时被挤压,像气球一样膨出来,这叫矛盾运动。久而久之,膨出来的心肌不能再回缩,形成室壁瘤。心脏彩超可以准确显示心肌无动力、矛盾运动和室壁瘤这些征象,但这已经是冠心病极晚期的状况。

用通俗点的比喻来说明心脏彩超在心肌缺血诊断中的地位,那就是心脏彩超不能发现灌溉农田的水管是否狭窄,是否堵塞。只有等到农田严重缺水甚

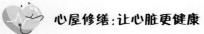

至断水的时候，心脏彩超才能看出哪里的土地干裂了，哪里的庄稼干枯了。

所以当怀疑冠心病、心肌缺血时，如果心电图检查结果没有异常，下一步应该做 24 小时动态心电图或者运动试验，通过长时间心电图追踪或通过体力活动诱发，找出心肌缺血的心电图改变。当然，最直观、最明确的检查方法是冠脉造影，有一锤定音的效果。

如果患者不能接受冠脉造影，可以先做冠脉 CT 血管造影（CTA）。如果 CTA 显示冠脉正常，基本可以排除冠心病。如果 CTA 发现冠脉有病变，需要进一步做冠脉造影，明确病变的详细情况。

 四、诊断冠心病的入门级检查：冠脉造影和冠脉 CTA

有一位成功人士每年都花重金做体检。那年照例如此。当他拿着检查结果"全部正常"的体检报告走出体检中心时，却突然倒地猝死。尸检证实，他死于冠心病急性心肌梗死。刚做完心电图、心脏彩超，居然没诊断出他已患有冠心病！

平心而论，发生这样的悲剧，责任不在体检中心，因为只做心电图和心脏彩超不足以确诊或排除冠心病。冠心病是因为冠脉狭窄造成心肌缺血。就相当于一条水管被堵塞，管腔变窄，水流变小，造成这条水管灌溉的土地缺水，庄稼干枯，甚至死亡。诊断冠心病的关键是找出冠脉是否有狭窄、狭窄的部位及严重程度。心电图和心脏彩超恰恰诊断不出这一点，所以会有漏诊的情况。

目前，有两种入门级的检查可以诊断出早期冠心病：冠脉造影和冠脉 CTA。

（一）冠脉造影

冠脉，对于心脏而言，相当于房屋的水管系统，走行在心肌外表面与心包之间的心包腔内。心脏被肺、脂肪、筋膜、肌肉、肋骨、皮肤等组织层层覆盖。要想直接观察到冠脉,完全没有可能。

幸运的是,人类发明了冠脉造影。其原理可以简单概括为:将一根非常纤细的造影管,送入冠脉开口,将造影剂经造影管注射到冠脉中。由于造影剂会阻挡X线穿透,在 X 线成像系统中就可以看到一条不透 X 线的小支流,这就是造影剂在冠脉里流动的轨迹。冠脉管腔是否狭窄、是否堵塞都可以借助造影剂在管腔内的充盈程度显现出来。冠脉造影的优点是:敏感、准确、及时、创面极小、立等可取。冠脉造影曾被誉为冠心病诊断的金标准(图 2-7 和图 2-8)。

近年来,随着用于冠脉的检查手段不断更新迭代,出现了血管内超声、光学相干断层扫描、血流储备分数等更为精确细致的检查方法,能更准确地评估冠脉病变的性质、程度和冠脉内血流量。

冠脉造影创面极小,但毕竟有创。冠脉造影要在导管室内进行,也算一个小小的手术,在检查前需要签署"手术同意书"。现在为了消除患者的恐惧感,很多医院已经改为签署"检查同意书"。许多患者对"手术""有创"这样的字眼非常敏感,不愿意接受冠脉造影,希望有一个过程更简单、风险更低的检查来代替冠脉造影,冠脉 CTA 应运而生。

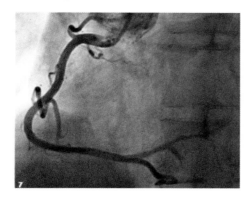

图 2-7 右冠脉造影图。

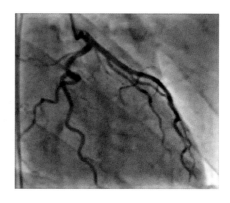

图 2-8 左冠脉造影图。

(二)冠脉 CTA

冠脉 CTA 的成像原理仍然是利用 X 线无法穿透造影剂的特性,使冠脉显影。根据管腔充盈程度判断冠脉是否有狭窄、堵塞、钙化。冠脉 CTA 和冠脉造影的区别是,冠脉 CTA 是将造影剂通过人体的外周静脉注入体内,等待造影剂循环到冠脉时进行 X 线成像显影;冠脉造影则是直接把造影剂注入冠脉开口处。用通俗一点的比喻来解释,工程人员想检查水管是否通畅,要注射一种显影剂把水管显示出来。如果把显影剂直接注入水管入户的开口处进行成像,叫选择性造影,就是冠脉造影。如果把显影剂注入楼栋的总管道内,等待显影剂流到想要检查的那条水管时再成像就叫非选择性造影,这就是冠脉 CTA。

(三)冠脉造影和冠脉 CTA 各自的特点

1.造影剂的用量

冠脉造影是直接将造影剂注入冠脉内,造影剂用量少。而冠脉 CTA 是从静脉注入造影剂,造影剂用量多(图 2-9)。

目前,临床上使用的造影剂显影效果好,安全性高。但是,短时间内向体内注入过多的造影剂会对肝、肾功能带来一定的负担,因此,肝、肾功能不全的患者要

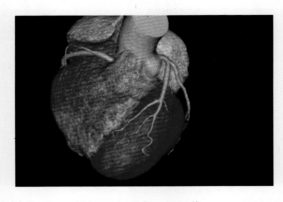

图 2-9　冠脉 CTA 图像。

谨慎进行该类型检查。

2.患者的"吃线量"

"吃线量"指人体所接受的 X 线照射剂量。冠脉造影成像的特点是精准构图,实时显示,所见即所得。这就要求医生要有节制地曝光,从而保证患者的"吃线量"少。

冠脉 CTA 的成像特点是所见非所得,构图不精准,需要经过计算机后处理和图像重建。这样的操作需要采集更多的素材。因此,患者接受的 X 线曝光量会更多,"吃线量"必然更大。

3.诊断的可靠性

就诊断的可靠性来说,冠脉造影优于冠脉 CTA。同时,冠脉 CTA 的阴性预测值很高。通俗点说就是,如果冠脉 CTA 显示没有冠脉病变,那就真的没有病变。不过,冠脉 CTA 的阳性预测值比较低,较通俗的解释是,冠脉 CTA 测得的冠脉狭窄程度不如冠脉造影准确。冠脉造影的阳性预测值及阴性预测值都比冠脉 CTA 高。

4.对患者的限制

一种限制来自造影剂用量。前面已经提到,冠脉 CTA 需要的造影剂更多,限制了肾功能不全患者的检查。而冠脉造影本身对造影剂的需求量小,加之术中严格控制造影剂用量、术后水化等措施,使得肾功能不全的患者也能承受冠脉造影检查。

另一种限制来自检查手段本身的局限性。冠脉 CTA 如果选用的是 64 排 CT,对心率要求较高,检查时需要把心率控制在 70 次/分以下。如果心率过快或有早搏,会出现伪影干扰影像。常常有这样的患者,到了检查当日,因为紧张,心动过速,达不到检查要求,只能退费。现在,新一代的双源螺旋 CT 和

320 排 CT 对心率的要求不再严格,偶发早搏也不影响检查。特别是双源螺旋 CT,甚至可用于检查心率>100 次/分的患者。但是如果患者有频发早搏或心房纤颤等情况,即使是双源螺旋 CT 或 320 排 CT,失败的风险也很大。

反观冠脉造影,完全不受上述情况的影响。无论多快的心跳,多乱的心律,甚至是在心脏按压的情况下,医生也能完成冠脉造影。

5.患者的接受度

就患者的接受度而言,冠脉 CTA 优于冠脉造影。冠脉 CTA 是通过静脉注射造影剂,过程就像一次普通的静脉输液+CT 扫描。而冠脉造影是要把造影剂直接注入冠脉。检查需要在特定的导管室内进行,过程堪比一次小手术。因此,冠脉 CTA 方法简便,价格更低,更容易被大众接受。

(四)医生如何选择冠脉造影和冠脉 CTA

当医生诊断患者患冠心病的可能性比较小,但又不能完全排除时,可能会建议患者做冠脉 CTA。当患者症状典型,患冠心病的可能性很大时,医生可能会建议其直接做冠脉造影。

(五)冠脉造影和冠脉 CTA 检查前的注意事项

(1)进入检查室之前,患者要摘掉所有的首饰。这是因为它们会产生伪影,干扰成像。

(2)进入检查室之前,患者应脱去自己的衣服,换成医院的病号服。这是因为衣服上的各种装饰品也会产生伪影干扰。

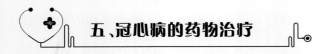
五、冠心病的药物治疗

在现阶段,冠心病属于高发、高危性疾病。冠心病的发病率和死亡率呈持续上升趋势,一直高居各种致死性疾病的榜首。虽然冠心病通过积极治疗不能被根治,但是可以明显降低发生急性心肌梗死和猝死的风险,生命的长度和质量都与健康者相似。

治疗冠心病的目的有两个,一是延长患者的寿命,二是提高患者的生活质量。目前冠心病的治疗有三种方法:第一种是药物治疗,通过服用扩张冠脉、减低心脏负担、阻止冠脉内粥样硬化斑块进展、抑制血小板聚集的药物,减轻或消除心绞痛,预防心肌梗死和猝死;第二种是经皮冠脉介入治疗,最常用的是球囊扩张和支架植入;第三种是冠脉旁路移植术,即冠脉搭桥术。

药物治疗是冠心病治疗的基础,会伴随冠心病患者的终身。治疗冠心病的药物包括几大类。

(一)抗血小板药物

详见第 2 章"阻止血栓形成"。

(二)降脂药物

详见第 4 章"降低胆固醇的药物"。

(三)β-受体阻滞剂

详见第 3 章"β-受体阻滞剂"。

(四)硝酸酯类药物

常用药有硝酸甘油(三硝酸甘油酯)、消心痛(二硝酸异山梨醇酯)、鲁南新康(单硝酸异山梨醇酯缓释片)、依姆多(单硝酸异山梨醇酯缓释片)、索尼特(单硝酸异山梨醇酯缓释片)等。硝酸酯类药物的主要作用是扩张冠脉,减轻心脏负担,缓解心绞痛。没有心绞痛的稳定型冠心病患者不需要长期服用硝酸酯类药物。当冠心病患者急性心绞痛发作时,可以舌下含化硝酸甘油,3~5 分钟即可缓解症状。近期频繁发作心绞痛的患者,坚持口服一段时间的鲁南新康、依姆多、索尼特等药，能让冠心病趋于稳定。

硝酸酯类药物的主要副作用是低血压、心动过速、头痛、眼压升高。用药时需要特别注意。

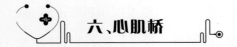

六、心肌桥

(一)什么是心肌桥?

人体的心脏上可能存在两种"桥"，一种是心脏外科医生搭建的冠状动脉桥（简称"冠脉桥"）；另一种是先天就有的心肌桥。

搭建冠脉桥的材料通常是自身下肢的一段大隐静脉或小隐静脉，或是胸壁上的乳内动脉。将这些血管的一段剥离下来，一端连接到人体最大的动脉血管——主动脉；另一端连接到冠脉病变段的远端，把病变的冠脉段旷置在一边，让血液绕开病变处，从新建的血管桥内通过，灌注心肌。冠脉桥是人类智慧和技术的结晶。

冠脉走行在心肌的外表面，偶尔会有一小段冠脉走行至心肌的肌肉内，就像城市里常有一段马路会从地下穿行，形成地下通道一样。这一段走行至心肌内的冠脉段叫壁冠脉，覆盖在其表面的心肌叫心肌桥(图2-10)。

心肌桥在出生时就已经存在，而且会伴随终身。大多数心肌桥对人体没有任何影响，少数心肌桥具有病理意义。严重的心肌桥导致收缩期心肌供血减少，诱发心绞痛。心肌桥的病理意义在于，当心脏收缩时，被心肌桥覆盖的壁冠脉受到压迫，出现收缩期狭窄，血流减少甚至被阻断，造成心肌供血不足。心肌缺血的程度取决于收缩期心肌桥对血管压缩的程度。冠脉造影可见的压缩程度从30%到90%不等。压缩程度越大，收缩期心肌缺血越重。幸运的是，在舒张期心肌松弛，解除对冠脉的压迫，血管完全放开，血流恢复。

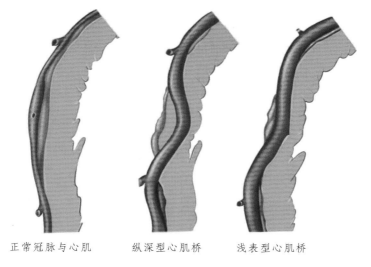

正常冠脉与心肌　　　纵深型心肌桥　　　浅表型心肌桥

图 2-10　心肌桥。

正常情况下，心脏的收缩期只占 1/3，舒张期占 2/3。收缩期流入心脏的血液只有 15%，心脏的血液灌注主要发生在舒张期。因此，即便是收缩期受到严重压迫的心肌桥，整体上来说对心肌供血的影响也很有限。但对于那些心率较快的患者，因为舒张期缩短，心肌桥对心脏供血的影响增大，导致这些患者出现心绞痛症状。

心肌桥覆盖的壁冠脉段很少发生动脉粥样硬化。但是在它前后与正常血管的交界处，因为血液湍流，血管内皮容易受伤，此处是动脉粥样硬化斑块和冠脉狭窄的好发部位。因此，在临床上，心肌桥合并冠心病的情况并不少见。患者也会发生心绞痛、急性心肌梗死、室颤和心源性猝死。

(二)如何治疗心肌桥?

1.药物治疗

目前最主要的方法是药物治疗。治疗目的是减慢心率，降低心肌收缩力，减弱收缩期心肌对血管的压迫。

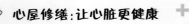

首选药物是β-受体阻滞剂。它既能减慢心率又能减弱心肌收缩力，是心肌桥强有力的克星，详见第3章"β-受体阻滞剂"。另一类药物是特殊的钙离子拮抗剂，如维拉帕米和地尔硫革。

2.支架治疗

不可以用支架把心肌桥下的血管撑起来，这是因为心肌桥覆盖的壁冠脉段一直处于心肌桥的压迫和"保护"之下，血管壁发育不全，比较薄弱。若在此处植入支架，发育不全的血管极易破裂，风险较高。

即便支架植入后没有发生血管破裂，但是"安装"在心肌桥下的金属支架承受着不间断的心肌收缩、舒张，长此以往，支架会受压变形、疲劳断裂。因此，心肌桥处禁止植入支架。

3.外科手术

药物治疗之外唯一可行的选项只有心脏外科手术，包括心肌切开术和冠脉搭桥术。心肌切开术是把心肌桥的心肌切断，松解覆盖在壁冠脉上的心肌，减少心肌对血管的压迫，缓解心肌桥引起的症状。冠脉搭桥术是将一段正常的血管接到心肌桥的前后两端，将心肌桥下的壁冠脉旷置，让血流绕开心肌桥下的血管流入远端。

心肌桥是一种常见的先天性冠状动脉异常，绝大部分患者一生都会无症状。

七、急性心肌梗死的两大致命武器

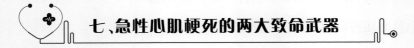

急性心肌梗死是人类的"头号杀手"，全球平均每分钟有19个人死于急性心肌梗死。急性心肌梗死之所以如此凶险，是因为它自带两大致命武器。

(一)心室纤颤

急性心肌梗死导致的死亡有一半发生在起病后一小时之内，直接原因是心室纤颤(简称"室颤")。

当室颤发生时,心肌无节律地蠕动。此时心脏实际处于停跳状态,专业术语叫心脏骤停。

心脏骤停后 3 秒甚至 6 秒,患者因为脑部缺血,意识丧失。如果在 6 分钟之内没有恢复有效的血液供应,就会出现不可逆的脑死亡。随后,相继出现各器官的缺血坏死,进入整体死亡状态,这叫心源性猝死。室颤就这样在数秒之内使人致命,有"闪电杀手"之称。不仅心肌缺血时容易发生室颤,血流恢复时也可能因为血液再灌注,损伤心肌而诱发室颤。

急性心肌梗死的室颤如果发生在医疗场所以外的区域,患者几乎没有生还机会。如果发生在医院内,特别是在冠心病监护病房(CCU)和导管室内,抢救成功的概率很大,达到90%以上。

(二)心肌坏死

心肌类似于心脏的墙壁,是由一块块"砖头"和"混凝土"堆砌而成的。这些"砖头"就是心肌细胞。

当发生急性心肌梗死时,心肌的坏死不是像手拉电闸那样,瞬间让整个心肌上的所有细胞同时坏死,而是程序性地逐渐扩展。就像将一颗石子投进湖水中,以石子为中心,会有一波一波的涟漪向周围扩散开来。石子入水之处就是闭塞血管的位置,以此为中心,心肌坏死以阵波的方式向周围逐渐扩散。血流阻断 30 分钟后,在缺血中心区的心肌细胞开始坏死。随着时间的推移,坏死的心肌细胞越来越多,范围越来越大,到发病后 6 小时,由闭塞血管支配的整个缺血区域的心肌几乎全部坏死。

心肌坏死后,产生的后果如下。

1.心脏破裂

坏死后的心肌像豆腐渣一样脆弱易碎,容易穿孔破裂。坏死面积越大,心脏破裂的概率越高。心脏破裂是患者发生急性心肌梗死后 24 小时甚至 7 天之内死亡的重要原因。心脏一旦破裂,几乎生还无望。100 例因急性心肌梗死死亡的患者中有 17 例死于心脏破裂。许多患者因为一次大便、一声咳嗽、一个翻身动作诱发心脏破裂而猝死。所以急性心肌梗死患者在 1 周之内必须卧床休息,避免能引发心脏破裂的诱因。

2.心力衰竭

缺血坏死的心肌失去了收缩和舒张的能力, 那些虽然缺血但暂时还没有坏死的心肌则进入了"冬眠状态",它们也无力收缩。心肌坏死和心肌冬眠导致心脏整体泵血功能下降,促发了急性心肌梗死患者的心力衰竭。

心力衰竭发生与否直接与心肌坏死面积相关。坏死心肌少、面积小的患者一般不会发生心力衰竭,即便发生心力衰竭,症状也很轻微,患者自己感觉不到,只有医生能发现。坏死心肌越多,面积越大,心力衰竭越严重。

心力衰竭的发生还与心肌梗死的部位有关。左心室的心肌被人为地划分成四个壁,即前壁、下壁、侧壁、后壁。其中前壁最为重要,相当于心脏的"承重墙"。一旦发生前壁心肌梗死,损害了心脏的"承重墙",轻则心力衰竭,重则心脏破裂。

急性心肌梗死患者发生心力衰竭时会感觉呼吸困难, 轻微活动甚至是日常的生活自理都力不从心。严重心力衰竭时,患者出现极度呼吸困难,不能躺下,只能坐着。坐位时还必须让双下肢下垂,同时伴有咳嗽、咳出大量的白色泡沫痰,甚至从口鼻涌出粉红色泡沫痰,这就是急性左心衰竭。急性左心衰竭也是急性心肌梗死患者 1 周之内死亡的重要原因之一。住院期间发生急性左心衰竭,抢救的成功率比较高。有的患者以急性左心衰竭为心肌梗死的首发症状,如果不能及时送到医院抢救,生还希望极低。

度过急性期的患者还面临着慢性心力衰竭的折磨。慢性心力衰竭的严重程度也取决于心肌坏死的多少。心肌坏死越多,心功能受损越严重。这样的患者即便保住了性命,慢性心力衰竭也会严重影响其身心健康和生活质量。

3.心肌病态修复

在心肌坏死发生的同时, 人体也启动了修复程序。心肌梗死发生后 1 周,在坏死细胞("豆腐渣")部位开始出现比较坚韧的纤维组织,并逐渐增多。同时"豆腐渣"逐渐被清除掉。在发病后 4 周,"豆腐渣"被完全清除干净,原有的坏死心肌细胞全部被纤维组织替代,形成瘢痕。

瘢痕组织没有收缩、舒张能力,当其他部位心肌收缩时,瘢痕部位不仅不收缩,反而因为被动受挤压,反向地矛盾运动,显著降低心脏整体收缩力,加重心力衰竭。瘢痕被不断牵拉,逐渐形成室壁瘤。室壁瘤不是通常意义上的肿瘤,它是指心肌"墙壁"上的某一个局部因为薄弱而像气球一样突出来的部位。这是急性心肌梗死后,坏死心肌病态修复的结果。室壁瘤主要引起慢性心力衰竭和顽固性室性心律失常。

八、心肌梗死预防与蝴蝶效应

急性心肌梗死患者发病时的情况各不相同:有的在工作、有的在睡觉、有的在开车、有的在坐车、有的正高兴、有的正愤怒。这些看似平常的场景为何会诱发出如此令人恐惧的灾难?

要想了解这些生活场景是如何与猝死关联起来的,首先要介绍"蝴蝶效应"。1961 年, 美国数学家 Edward Lorenz 建立了一个天气预报的计算机模型。他第一次输入的初始值是 0.506 127。当他做重复计算时,把初始值进行了四舍五入，变成了 0.506，结果发现两次运行的结果南辕北辙。这个初始不到万分之二的误差，导致的结果不是相差百分之二，也不是相差百分之二十，而是变成了一个完全不同的天气状况，从晴天变成了雨天。Lorenz 将它形象地比喻为巴西某地的一只蝴蝶震动一下翅膀会引发得克萨斯的一场飓风。

由此可见，蝴蝶效应强调的是系统演化对初始条件的极端敏感性。初始条件的差异会被系统按指数级别放大。

回到急性心肌梗死，诱因是"蝴蝶"，心肌梗死的发生和猝死就是"得克萨斯的飓风"。联系两者之间的关键是已搭建好的系统，没有这个系统，诱因和结果之间并无必然联系。

这个系统像多米诺骨牌（简称"骨牌"）一样，依次排列着血管损伤、高胆固醇血症、冠脉粥样硬化、粥样硬化斑块破裂、血栓形成、猝死等系列"骨牌"。这个系统的"搭建"需要数年甚至是数十年的时间。系统一旦形成，就有了发生急性心肌梗死的基础。所以预防心肌梗死的关键是预防系统形成，切断诱因和心肌梗死的联系。

下面按照"骨牌"的顺序，依次探讨急性心肌梗死的预防措施。

（一）防止血管损伤

血管损伤是动脉粥样硬化的起始点。这里说的血管损伤指的是血管内皮损伤。血管内皮是覆盖在血管内表面的一层细胞，其作用一方面是使管腔内表面光洁顺滑，保证血流顺畅；另一方面是封闭管腔内表面，构建起血管壁的"隔油层"，防止血液中的油脂，主要是胆固醇，渗入内皮下的血管壁内。血管内皮损伤会导致血管腔内表面密封不严，"隔油层"被破坏，从而使得胆固醇渗透进入内膜下的血管壁内。这就是动脉粥样硬化的开始。

造成血管内皮损伤的主要因素有高血压、糖尿病、高尿酸血症、吸烟、高龄等因素。其中只有高龄因素不可控，其他都是可控因素。消除或减少这些可控因素就是对血管内皮最大的保护。

(二)治疗高胆固醇血症

血液中的胆固醇升高是动脉粥样硬化发生和发展的直接原因。胆固醇渗入内皮下的血管壁内,聚集形成的"胆固醇池"就是动脉粥样硬化斑块(简称"粥样斑块")。粥样斑块被形象地描述为贴在血管壁内表面的"饺子",胆固醇池是"饺子馅",斑块表面覆盖的血管内皮细胞、纤维组织、钙化组织等结构是饺子皮。粥样斑块使管腔狭窄,血流受限,心肌缺血。

粥样斑块最大的潜在风险是斑块破裂。如果粥样斑块内的胆固醇内核少,表面覆盖着比较厚的纤维组织, 这种叫稳定斑块。这样的斑块就像皮厚馅小的饺子,不容易破裂。反之,表面覆盖的结构薄弱,位于核心的胆固醇脂质很多的就是不稳定斑块,像皮薄馅大的饺子,很容易破裂。斑块破裂是急性心肌梗死的触发因素。

减少血液中的胆固醇不仅能预防粥样斑块形成,还能让"皮薄馅大"的不稳定斑块,变成"皮厚馅小"的稳定斑块,降低斑块破裂的风险。所以,治疗高胆固醇血症不仅可以阻止系统的搭建,还可以拆除已经建成的系统,这是防止急性心肌梗死的重要环节。药物选择详见第 4 章"降低胆固醇的药物"。

(三)预防斑块破裂

已有冠脉粥样硬化的冠心病患者,应避免斑块破裂,预防急性心肌梗死的发生。要想避免斑块破裂,一方面要减少胆固醇,使斑块稳定;另一方面要避免触发斑块破裂的因素,它们就是急性心肌梗死的诱因。

急性心肌梗死的诱因比较多,有过度用力、工作压力、情绪激动、加班熬夜、饥饿、饱餐、寒冷、炎热、吸烟、饮酒等。这些诱因会使血管收缩,血流加快,加快的血流在粥样斑块部位发生湍流,直接导致斑块破裂。

(四)阻止血栓形成

粥样斑块破裂也不一定会发生急性心肌梗死，因为还有最后一道避免急性心肌梗死发生的防线，那就是阻止血栓形成。

斑块破裂后，在破口处有血小板堆积，形成白色血栓。然后以白色血栓为平台"长出"红色血栓。只有红色血栓将血管完全堵塞，阻断血流，才会发生急性心肌梗死。如果能阻止血栓形成，就能避免急性心肌梗死。但血栓形成的过程非常迅速。所以必须事前防范。防范措施就是提前服用抗血小板药物。因此，糖尿病、高血压、冠心病等患者都需要终身服用抗血小板药物。其目的就是一旦发生斑块破裂也不至于形成血栓，也就不会发生心肌梗死。

(五)预防猝死

如果未能阻止血栓形成，不幸发生了急性心肌梗死，在发病的 1 个小时内是室颤发生的高峰期。当发生室颤时，心脏停止泵血，大脑在 3~6 秒意识丧失。如果在 6 分钟之内没有恢复脑供血，就会出现不可逆的脑死亡，现代医学把脑死亡视作人体死亡的标志。

消灭室颤的有效手段是在心外按压的支持下，及时使用电除颤器，终止室颤，恢复有节律的心脏搏动，恢复心脏供血。

预防室颤的经济有效的方法就是口服 β-受体阻滞剂（详见第 4 章"β-受体阻滞剂"），它能提高室颤发生的阈值，降低室颤发生的风险。但是，如果是在心肌梗死发生后才使用这类药物，则为时已晚。

九、出现哪些情况提示急性心肌梗死？

急性心肌梗死发作时最常见的症状是胸痛。典型心肌梗死的胸痛有以下特征。

（1）疼痛部位：可见于胸部的任何一处。可以是前胸部也可以是后背部；可以是左胸部也可以是右胸部。并不是心脏在左侧，心肌梗死的疼痛就只局限在左侧。疼痛甚至可以向上延伸至颈部及下颌部；向下延伸至上腹部及腰背部；向左延伸至左肩部及左上臂；向右延伸至右肩部及右上臂。

（2）疼痛性质：是一种伴有紧缩感和压迫感的压榨样疼痛。

（3）持续时间：比较长，通常超过 30 分钟不能缓解。既往有心绞痛发作的患者，此时会觉得曾经熟悉的胸痛时间延长、症状加重、不能缓解。

上面提到的是典型急性心肌梗死的表现。然而，有相当多的患者并不具备这些典型表现，而是出现一些看似与心脏不适完全不相干的症状。不典型急性心肌梗死的表现多种多样。

（1）牙痛、颈痛：不少急性心肌梗死患者因为牙痛就诊于口腔科。通常情况下，口腔科医生一旦发现牙痛患者没有口腔病变，就会督促患者到心脏科就诊。

（2）胃痛、上腹痛：不少急性心肌梗死以消化道症状起病，上腹疼痛、胃痛最常见，常常伴有恶心、呕吐。每年因为腹痛首诊消化科的急性心肌梗死患者十分常见。

（3）无痛性心肌梗死：老年人特别是患有糖尿病的老年人，发生急性心肌梗死时完全没有胸痛，只感觉到胸闷、呼吸困难、恶心、呕吐、有便意、甚至大小便失禁；还有一些老人可能会发生虚脱，即面色苍白、出冷汗、眼冒金星等症状；更严重的是晕厥，即突然倒地、不省人事；最极端的情况是心源性猝死，这并不少见。

这些不典型的表现往往导致患者不能及早识别急性心肌梗死，错过最佳抢救时机。

所以，50 岁以上且有心血管疾病危险因素的患者，如糖尿病、高血压、高血脂、肥胖，只要出现下颌以下，肚脐以上，前胸后背任何部位的疼痛或不适感，以及上面提到的不典型症状，都应该考虑有急性心肌梗死的可能。

十、发生急性心肌梗死时的正确应对步骤

急性心肌梗死的并发症多种多样，致死率高，所在当急性心肌梗死来袭时，不知道如何应对的代价可能是猝死或严重影响此后的健康状况和生活质量。

当突发胸痛怀疑急性心肌梗死时，应参照以下步骤进行应对。这能帮助减少伤害，降低风险，记住它们非常有用。

（一）立即拨打 120

"中国心肌梗死救治日"定在每年的 11 月 20 号，寓意是 1120，即两个120，其中第一个 120 的寓意是：发生胸痛后请立即拨打 120，呼叫救护车。我国的 120 救护车配备有静脉输液、氧气吸入、心脏电除颤等急救设备，以及心电图机和心电监护仪。120 医护人员都具备熟练的心肺复苏及电除颤技能。有他们保驾护航，能最大限度地降低院前室颤猝死的风险。

患者自己开车或由家人开车前往医院，都是绝对错误的。曾经有胸痛患者自己开车到了医院停车场，在跨出车门的瞬间突发室颤倒地，等被发现时已经失去了抢救机会。

（二）马上去医院，不要在家或医院外任何场所逗留

急性心肌梗死抢救的关键是迅速开通被血栓堵塞的血管，挽救缺血心肌免于坏死。不及时到医院的后果是延误血管再通时间，导致更多的心肌坏死。

"中国心肌梗死救治日"中另一个 120 的寓意是：急性心肌梗死的黄金再灌注时间是 120 分钟。要尽量争取在胸痛发生后的 120 分钟内将堵塞动脉的血栓清除，疏通血管，恢复心肌供血。

减少患者入院前因自身原因导致的延误是保证急性心肌梗死抢救成功的第

一个环节,而这一环节的主动权完全掌握在患者自己手中。

(三)发病后要含化硝酸甘油,不要随便服用阿司匹林

患者在出现症状后马上含服硝酸甘油一片(0.5mg),如果 5 分钟后症状不能缓解可以再重复含化一片,但是重复不能超过 3 次,以免引起低血压。

如果身边没有硝酸甘油,或者不能确定自己是否有低血压,不敢服用硝酸甘油时,可以考虑含化 5~10 粒速效救心丸或复方丹参滴丸。这两种药物含化后会有一种清凉、舒服的感觉。

阿司匹林曾被誉为"床头救命三宝"之一。发生心肌梗死时,第一时间服用 3 片阿司匹林是可以救命的。但患者在家根本无法确定自己是否真的发生了急性心肌梗死。因为没有心电图证据, 即便是有经验的专科医生也难以做出判断。殊不知,急性胸痛可能是主动脉夹层、上消化道溃疡、消化道穿孔、上消化道出血等疾病的表现。曾有高度疑似急性心肌梗死患者的最后诊断是食管破裂。这样的患者如果错误地服用了阿司匹林,非但不能救命,甚至还会失去生命。

患者经心电图证实为急性心肌梗死后,马上服用阿司匹林 300mg+氯吡格雷 600mg,或者用替格瑞洛 180mg 代替氯吡格雷。但前提是,患者必须确诊为急性心肌梗死。

(四)救命的胸痛中心

目前,全国二级以上的医院设立了胸痛中心。胸痛中心是一个综合性的组织架构。它整合了医院内各相关科室的资源,专门为胸痛患者开辟出一条救命的绿色通道。没有家属陪伴的患者,自己签字同意就能进行急诊血管再通手术或溶栓治疗。做到了争时间、抢速度、争分夺秒地挽救生命。设立胸痛中心的医院大门口和楼外侧都有醒目的胸痛中心标识, 地面都标示出了到

达胸痛中心的行进路线，只要按照指引就可以顺利到达胸痛中心。救护车也会将胸痛患者直接送至胸痛中心。急性心肌梗死患者进入胸痛中心后，接诊医生迅速确诊，然后将患者送往导管室接受急诊血管再通手术或进行溶栓治疗。

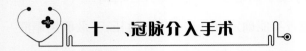

十一、冠脉介入手术

现如今，冠脉介入手术逐渐被大家熟知。在导管室里，医生经患者手腕置入一根细细的导管，把导丝、球囊、支架等器械通过这根导管送入冠脉，只需要一小时左右就把狭窄或堵塞的冠脉整理、修缮一新。许多患者手术后第二天即可出院，既不耽误工作，也不影响生活。

下面介绍冠脉介入手术的相关知识。

(一)普通球囊+支架植入

这一直是主流介入模式。手术程序就是将球囊(图2-11)经导管送到冠脉内狭窄处，然后充气使球囊扩张，压迫血管壁上的斑块，使斑块破裂、回缩，血管得以扩张，再将球囊内的气体抽空，退出血管。接下来再通过导管将装载支架的球

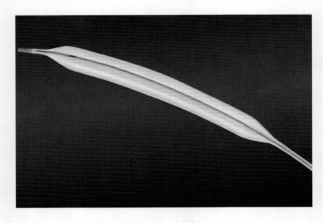

图2-11　球囊。

囊送入预先扩张过的冠脉狭窄损伤段,充气扩张球囊,释放支架,让支架紧贴于血管腔内(图 2-12)。最后抽空气体让球囊回缩,再把球囊撤出体外,这就是完整的支架释放过程。植入的支架要足够长,能完全覆盖病变段;此外,支架的直径要与所在的血管节段相符,大小合适,保证其紧贴血管壁。

1.支架的更新

(1)金属裸支架:这属于第一代支架。冠脉支架是一条预先装载在球囊表面细致、精巧的金属网。被扩张释放后的冠脉支架直径 2~4mm,长度 1~4cm。支架的材质具有生物相容性好、不引起人体排异反应、抗血栓、抗腐蚀等优点。然而,随着金属裸支架的广泛应用,支架内再狭窄成为一个棘手的问题。支架内再狭窄是指在植入支架的血管段有内皮细胞、平滑肌细胞、纤维组织过度增生堆积在支架表面,导致支架覆盖的血管腔再次发生狭窄。支架内再狭窄发生的高峰期是支架植入后的 6~12 个月。

(2)药物涂层支架:为了预防支架内再狭窄,人们从抗肿瘤治疗中得到灵感。人们设想如果在金属支架外表面涂上药物,让药物在一年的时间内缓

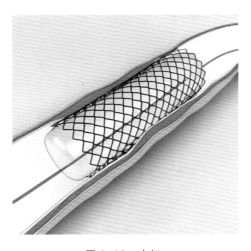

图 2-12　支架。

慢、匀速地释放，抑制细胞在支架表面增殖，就能对抗支架内再狭窄。药物涂层支架由此诞生。

（3）生物可降解支架：也有人设想，能不能把支架放进去，等它完成自己的"使命"后再取出来呢？但目前取出支架几乎没有可能，那就想办法让它降解。于是生物可降解支架应运而生。2019 年 2 月，国家药品监督管理局批准上市了国内首个生物可吸收冠脉西罗莫司洗脱支架。目前已经选择性地用于临床。相信在不远的将来，生物可降解支架会给更多的患者带来福音。

2.特殊球囊

在普通球囊的基础上还发展出几种特殊用途的球囊，用于治疗钙化、分叉和支架内再狭窄等复杂病变。

（1）切割球囊：这是一种在表面装有微型刀片的球囊。用于普通球囊无法扩张、支架撑不开且有很多纤维组织或轻度钙化的坚韧病变。使用切割球囊前，球囊处于折叠状态，3 个微型刀片被包埋于其中，以免球囊走行在血管腔内时刀片伤及血管壁。把切割球囊输送到血管病变处时，将球囊充气扩张，暴露出球囊表面的刀片，切断那些韧性很强的纤维组织和薄层钙化组织，使血管充分扩张。随后球囊回缩包裹刀片，撤出体外。球囊切割后还必须植入支架，覆盖整个病变节段。

（2）药物球囊：药物球囊的思路来源于药物涂层支架。将表面涂抹了抑制细胞增生药物的球囊输送到病变部位，充气扩张球囊，让球囊紧贴血管壁，使其表面涂抹的药物完全释放到血管壁上，阻止后续细胞、组织增生，防止血管再狭窄。最常见的涂抹药物是紫杉醇。药物释放需要时间，因此，药物球囊扩张的时间比普通球囊要长很多，通常是普通球囊扩张时间的好几倍。药物球囊通常用于支架内再狭窄及血管分叉处病变的治疗。

（3）冲击球囊：冲击球囊是另一种用于治疗冠脉钙化的方法。其工作原理是：在球囊低压扩张时向病变提供未聚焦、圆周型、脉冲式的机械能，高效、安全地破坏环绕血管的钙化环，改善血管的顺应性。冲击球囊术又被形象地称为冠脉血管内碎石术，这种手术操作简单、成功率高、并发症低，能安全、有效地治疗钙化病变。

(二)冠脉旋磨术

冠脉里的"石头"不像泌尿系统的石头那样游离，而是紧紧贴在血管壁上，这就是我们常说的冠脉钙化。

冠脉钙化各式各样，有的薄如一层纸；有的厚如一块"地壳"；有的像石头，一端嵌入血管壁，另一端突出到血管腔叫结节状钙化；有的血管被钙化组织呈环形紧紧包绕，无法扩张，叫环状钙化。钙化造成的冠脉病变又硬又窄，介入手术的难度系数也随之上升。

随后出现了冠状动脉旋磨术，旋磨导管是"武器"。旋磨导管头端有一个呈橄榄形的旋磨头，旋磨头前半部（图 2-13 中银白色的部分）镶嵌有 2000~3000 颗直径比头发还细的碎钻颗粒。导管的尾端连接有旋转驱动器。手术时，旋磨头被送入血管，以每分钟 18~20 万次的转速边旋转边前进。将坚硬如石头的钙化斑块打磨

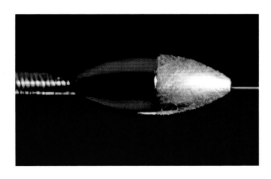

图 2-13　旋磨头。

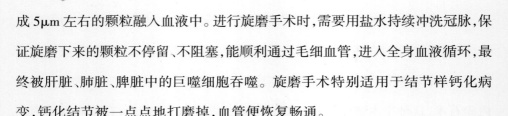

成5μm左右的颗粒融入血液中。进行旋磨手术时,需要用盐水持续冲洗冠脉,保证旋磨下来的颗粒不停留、不阻塞,能顺利通过毛细血管,进入全身血液循环,最终被肝脏、肺脏、脾脏中的巨噬细胞吞噬。旋磨手术特别适用于结节样钙化病变,钙化结节被一点点地打磨掉,血管便恢复畅通。

必须强调的是,冠脉旋磨术是一场磨头和"石头"的激战,术后血管创面需要覆盖支架才能保证血管通畅。

(三)血栓抽吸术

冠脉内血栓形成是急性心肌梗死最直接的原因。大部分堵塞冠脉的血栓被导丝穿过,经球囊挤压后能破碎消散,使血管顺利再通。有一部分血栓过于黏稠、有弹性,球囊充气挤压时能被压扁,球囊放气回缩后血栓又恢复原样,黏附在原位,继续堵塞血管,血流还是不通畅;有的血栓一碰就会掉落,易堵塞小血管,使血流无法灌注到心肌。这两种情况叫作血栓负荷过重。给这样的患者进行介入手术时,虽然对闭塞血管进行了球囊扩张,甚至还植入了支架,但是血流仍然没有恢复,这是冠脉无复流。

血栓负荷较重的病变适合用血栓抽吸术。将一根连接负压装置的抽吸导管送到血栓部位,利用负压的力量把血栓吸入导管内,带出体外(图2-14)。抽完血栓后,如果病变部位原有的动脉粥样硬化斑块较大,或者在斑块破裂处有较大的血管夹层,随时可能再次发生血栓,这时就需要植入支架,把病变部位支撑起来,覆盖斑块破裂处,保证血流通畅,减少再发血栓的可能性。

以上这些就是现阶段临床常用的介入手段。其中有特别昂贵的旋磨头和冲击球囊,有特别锋利的切割球囊,还有特别简单的抽吸导管。通常根据不同病变选择不同的器械和方法。大部分介入手段的最后方案都是支架植入。这是因为吸走血栓,磨掉钙化斑块,球囊冲击、扩张,切割后的病变节段都必须由支架覆盖。

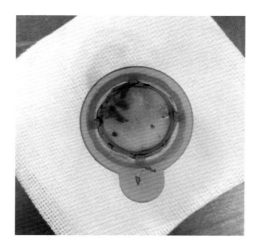

图 2-14 抽吸出来的血栓。

十二、支架术后患者需要服用的药物

不少患者都想知道支架的寿命是多长。支架能维持多久不取决于支架,而是取决于患者的血管状况,取决于冠脉里流动的血液是否清洁。就像水管疏通后,如果不再往里面倒污水,水管可以永远保持通畅。改善血管结构,保持血液清洁的重任就交给了支架术后的药物治疗。因此,接受支架植入的患者,无论是急性心肌梗死,或者是严重心肌缺血、心绞痛,出院后都必须继续用药,而且是终身用药。

(一)抗血小板药物

支架术后服用的抗血小板药物和相关注意事项与没有接受支架手术的冠心病患者基本一致。唯一的区别是,支架术后的患者通常在第一年要服用两种抗血小板药物,称为双联抗血小板治疗。最常用的双联抗血小板药物是阿司匹林+氯吡格雷。如果患者不能耐受阿司匹林,可以改用吲哚布芬+氯吡格雷或西洛他唑+氯吡格雷的双联搭配。支架植入一年以后,接受了植入手术的患者与所有冠心病

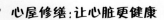

患者一样，需要终身服用一种抗血小板药物。

支架术后一年内要用双联抗血小板治疗，这是因为支架植入后有再狭窄的风险，即在支架覆盖的血管段管腔表面有内皮细胞、平滑肌、纤维组织增生，再次让管腔变窄。为了减少支架内再狭窄，在支架表面涂抹西罗莫司、紫杉醇等抗增殖药物。涂抹在支架上的药物缓慢释放，抑制支架表面组织细胞增生，降低支架内再狭窄的风险。但是，由于支架表面内皮细胞生长缓慢，支架金属长期裸露在血管腔内，血栓容易生长，所以需要加强抗血小板药物的强度，采用双联抗血小板治疗。涂抹在支架上的药物通常需要一年左右才能释放完毕，此后内皮细胞才能完全覆盖住支架。所以双抗治疗需要坚持一年。

(二)质子泵抑制剂

这类药物名称都有"拉唑"二字，如奥美拉唑、泮托拉唑、雷贝拉唑、埃索美拉唑等。这些药物的主要作用是保护胃黏膜，防止抗血小板药物引起的上消化道出血。普通人在使用双联抗血小板药物期间都应该加用质子泵抑制剂。单联抗血小板治疗时，如果没有消化道症状，可以停用质子泵抑制剂。

(三)降脂药

冠脉支架术相当于把冠脉疏通、清洁了一次。此后，如果只往里面倒"清水"，冠脉永远都不会堵；如果继续往里面倒"充满油污的脏水"，那过不了多久血管又会再堵。调脂治疗的目的就是保持血液清洁，让心脏的"水管系统"永远保持通畅（详见第 4 章"降低胆固醇的药物"）。

(四)β-受体阻滞剂

急性心肌梗死或多或少有心肌坏死。坏死心肌无法再生，只能由瘢痕组织代替。瘢痕修复的部位不但丧失了原来心肌的收缩、舒张能力，弹力和韧性也大不如前。人体感知到心脏收缩能力减弱后会做出紧急反应，使心脏扩大、室壁变厚，以此来填补减弱的心脏功能。但是这属于病态救急,专业术语叫心脏重构。长此以往,心脏过劳、变形,终将走向心力衰竭的不归路。引发这种病态救急的原因是人体内交感神经系统和肾素血管紧张素系统的过度激活。交感神经激活还容易诱发恶性心律失常。当刮起"交感风暴"时,会直接诱发室颤,引起心源性猝死。

β–受体阻滞剂的主要作用是抑制交感神经兴奋。通过减慢心率、降低血压、减弱心肌收缩力,让缺血或遭受心肌梗死重创的心脏得到充分休息,保护心功能,减轻缺血,预防心力衰竭。还能提高室颤阈值,防止发生室颤和心源性猝死。

常用药物见第 3 章"β–受体阻滞剂"。

(五)肾素血管紧张素系统阻滞剂

引发心肌梗死后病态救急的另一个系统就是肾素血管紧张素系统(简称"RAAS"系统),这也是 RAAS 阻滞剂的作用靶点。该类药物的最大贡献是帮助心肌梗死后的心脏"结好瘢痕",保护心脏功能,防止心力衰竭,改善远期预后。

RAAS 阻滞剂包括两大类,一类是血管紧张素转换酶抑制剂(ACEI),另一类是血管紧张素 II 受体拮抗剂(ARB)。常用药物见第 3 章"血管紧张素转换酶抑制剂"和"血管紧张素 II 受体拮抗剂"。

(六)血管紧张素受体脑啡肽酶抑制剂

这类药物在心肌梗死治疗中的作用类似于 RAAS 阻滞剂,然而,其保护心功能、防治心力衰竭的效果优于 RAAS 阻滞剂。常用药物见第 3 章"血管紧张素受体脑啡肽酶抑制剂"。

(七)硝酸酯类药物

支架术后患者服用硝酸酯类药物同普通冠心病患者(详见第 2 章"硝酸酯类药物")。

十三、支架术后患者最关心的几个问题

接受了冠脉支架术的人群最关心的问题有哪些呢？下面列出了在临床上患者最关心的几个问题。

(一)支架术后需要加强营养吗？

支架术后患者清淡、规律饮食,全面营养即可,不需要额外的营养品。

首先,冠心病的发病机制是冠脉粥样硬化,是血液中过多的脂质沉积在冠脉内膜下形成粥样硬化斑块的结果。绝大部分冠心病患者都没有营养不良,而是营养不均衡,糖脂过剩。因此,冠心病患者应清淡饮食。其次,冠脉介入属于微创手术,术中出血量可以忽略不计。既不会导致贫血或低蛋白血症,也不会造成脱水和电解质紊乱。绝大多数患者手术次日即可下床活动。支架手术创伤极小,恢复很快。切不可大鱼大肉,盲目进补。

(二)装了心脏支架还能运动吗？

许多植入心脏支架的患者不敢运动,不做家务,有的甚至连大气都不敢喘,生怕一不小心支架就掉下来了。其实这些担心都是多余的。

心脏支架的支撑力很强,与血管紧密贴合,既不会掉下来,也不会移动。

支架术后的患者能否运动主要取决于术前的心功能状况和基础疾病。患者应该在医生指导下根据心功能状况循序渐进地运动。通常情况下,日常活动及家务劳动都不受影响。

(三)支架术后安检受影响吗？坐飞机安全吗？

目前,支架的材质主要是钴基合金、钴铬合金及316L超低碳不锈钢。冠脉支架非常精致小巧,所含的金属材质不足以触发安检报警。

至于坐飞机是否安全,主要取决于患者的原发病,与体内是否放置支架无关。对于急性心肌梗死患者,冠脉及时再通且没有并发症,那么和正常人一样,可以放心地乘坐飞机;反之,如果急性心肌梗死没有及时再通血管,错过了120分钟的黄金时间,甚至错过了6小时的底线时间,因大面积心肌坏死后遗留下心力衰竭的后遗症,这样的患者连平时生活自理都力不从心,甚至出现呼吸困难,坐飞机更是有风险;如果患者冠脉病变弥漫,支架只覆盖了冠脉血管最狭窄的部位,这样的患者随时都有心绞痛、再发心肌梗死的危险;或者患者有未控制达标的高血压,最好不要坐飞机。

同时也不建议这样的患者乘坐其他交通工具远行,舟车劳顿对患者的身体会造成极大的负担。

(四)支架术后拔牙怎么办?

支架术后患者拔牙时如果处理不当,有可能会出现出血不止的情况。口腔科医生会告诉支架术后的患者:去找心脏科医生把药调整好,再来拔牙。

需要调整的是抗血小板药物,如阿司匹林、氯吡格雷(泰嘉、波立维)、替格瑞洛、吲哚布芬、西洛他唑等。服用这类药物的患者拔牙后会发生创面出血不止的现象,这是口腔科医生的噩梦。因此,在拔牙前口腔科医生会要求患者停用上述抗血小板药物。停药时间建议咨询心脏科医生。

(五)支架术后疲乏无力是为什么?

支架术后,患者会感到乏力,出汗也是比较常见的症状,要考虑以下3种原因。

1.“吃线”

介入手术全程在X线照射下进行,医生和患者都受到X线辐射,这就叫“吃线”。虽然接受照射的剂量在可控的安全范围内,但是会给绝大多数患者带来倦怠乏力的感觉。这种症状大概在术后2个月会完全消失,不需要特殊处理。

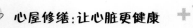

2.上消化道出血

介入手术后基本都会用双联抗血小板药物，可能引起消化道不良反应，甚至有部分患者会发生上消化道出血，表现为出汗、乏力、黑便、麻酱色大便，甚至便血。所以支架术后，患者应该随时关注自己的大便情况，一旦出现上述情况请立即到医院就诊。

3.他汀类药物引起的肌肉损伤

介入术后的必备药物之一是他汀类药物。临床上有一定数量的患者服用他汀类药物后会出现他汀类药物相关肌肉症状，包括肌肉疼痛、肌无力等。极少数患者甚至发生横纹肌溶解（详见第4章"他汀类药物是否会导致肌肉损伤"）。

因此，患者服用他汀类药物期间出现肌痛及肌无力的症状时，应该立即与医生沟通。如确诊为肌肉损伤，需要停用他汀类药物。停药后上述症状会很快消失，不留后遗症。

（六）支架术后能做磁共振吗？

人体组织、器官都含水。不同组织及同一组织不同病理、生理状态下的含水量都会有差别。磁共振正是利用这些差别来作为判断疾病状态的标志。

磁共振检查时，受检者处于非常强大的磁场内，体内如果有导磁的金属，就可能发生下面两种反应：①强磁场可能会使体内的金属植入物移位，使受检者受伤；②金属材料产生伪影，干扰正常的成像效果。

目前，支架材质都是低磁性的合金。加之冠脉支架体积微小，整体导磁性极弱。在给定的条件下做磁共振检查是安全的，不会移位。

远离心脏的部位，如头颈部、腰腹部，以及四肢的磁共振检查不会受到伪影干扰。胸部的磁共振检查，除了紧邻支架的部位，其他部位的影像也基本不受伪影干扰。

十四、心碎综合征

自古以来,都用"伤心"来代指悲伤、伤痛。形容极度悲伤的时候,往往会说"伤心欲绝"。那悲伤情绪到底是影响了大脑还是影响了心脏呢? 换个问法,悲伤到底是伤神,还是伤心呢? 答案是:悲伤既伤神又伤心。

伤神属于精神科的治疗范畴,它能影响我们的情绪,甚至是思维。伤心就属于心脏科的治疗范畴了。严重的精神创伤会导致"应激性心肌病",它又被形象地称为"心碎综合征"。

该病于 1990 年由日本学者首次报道,特指在严重精神或躯体应激情况下发生的,表现酷似急性心肌梗死或心力衰竭的心脏病。

精神应激通常指亲人离世、家破人亡的极度痛苦经历。躯体应激通常指比较严重的突发疾病或身体创伤,如突发脑卒中、支气管哮喘、重症感染、严重外伤等。有患者曾在癫痫大发作后发生应激性心肌病。

巨大的躯体应激或精神打击引起的机体反应对心肌产生毒性作用。这被认为是引起心碎综合征的关键因素。

发生心碎综合征的患者会出现胸痛、呼吸困难、心力衰竭、心律失常,甚至是猝死等凶险情况。心碎综合征的临床表现与急性心肌梗死常常难以区别,通常需要做冠脉造影才能明确诊断。当造影确认没有冠脉堵塞时,要高度怀疑心碎综合征。在临床诊疗中会给这样的患者加做左心室造影。

心碎综合征有一个明显的特征,就是在左心室造影时心尖部呈球形,所以,心碎综合征另一个形象的名字是心尖球形综合征。

心碎综合征患者通常需要住院治疗,经过保护心肌,控制心力衰竭等治疗措施,只要度过急性期,大多数患者预后良好,不留后遗症。通常在 1~2 周好转出院。发病 3 个月左右,心功能基本恢复到既往水平。

03 ||| 高血压

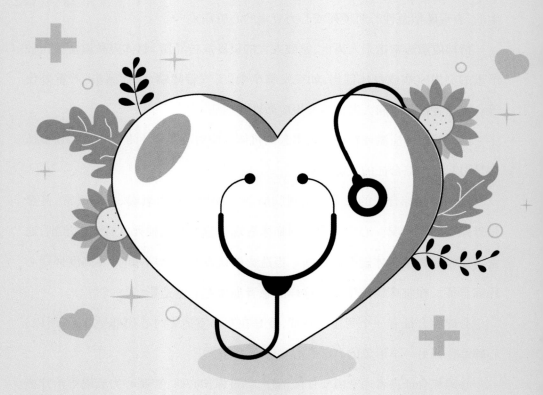

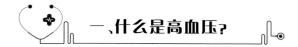

一、什么是高血压?

高血压是一种以血压升高为表现的心血管综合征。

(一)高血压的诊断标准

关于高血压的诊断标准,世界各国不断推出新指南,对原有诊断标准做出微调。

2021 年《中国高血压防治指南》修订版提出的高血压诊断标准是:收缩压(SP)≥140mmHg;舒张压(DP)≥90mmHg;满足二者任意一条就可以确诊高血压(表 3-1)。需要补充说明的是,不同日血压达到上述标准 3 次以上才能被确诊为高血压。已经确诊高血压的患者,如果用药治疗,把血压控制在正常水平,仍然视为高血压患者。

需要注意的是,130~139/85~89mmHg 是一段灰色地带,叫正常高值,血压一旦达到这个水平,必须开始高血压管理,例如,定期监测血压、控制饮食和运动锻炼。

(二)高血压的危害

血压升高的最大风险是损害心血管系统,引发心脑血管疾病和肾损伤。

表 3-1 高血压诊断标准

血压类别	收缩压 (mmHg)	舒张压 (mmHg)
理想血压	≤120	≤80
正常血压	≤130	≤85
正常高值	130~139	85~89
高血压	≥140	≥90
1 级高血压(轻度)	140~159	90~99
2 级高血压(中度)	160~179	100~109
3 级高血压(重度)	≥180	≥110

血压值反映的是血液对血管壁的压力，就像水管里的水对水管壁形成的压力一样。血压升高直接表现为对血管壁的压力增大，除了有头痛、头晕等症状外，也会对全身器官造成伤害。

那些容易受高血压影响的器官叫靶器官。心、脑、肾是高血压最常见的三大靶器官。靶器官损害中最紧急、凶险的情况是急性冠脉综合征(急性心肌梗死、心绞痛、猝死)和脑卒中(脑梗死、脑出血)。慢性靶器官损耗包括肾衰竭、心力衰竭、老年痴呆等。

高血压与高胆固醇血症、糖尿病、吸烟、肥胖、血液中同型半胱氨酸增高、增龄(女性≥65 岁，男性≥55 岁)、早发的心血管病家族史共同构成了心血管疾病的八大危险因素。危险因素越多，发生心脑血管疾病的风险就越高。高血压导致的靶器官损害也不是单一的，经常是既有脑血管病变又有心血管损害；既有脑卒中又有心肌缺血，还有慢性肾功能不全。

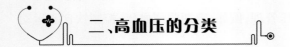

二、高血压的分类

高血压分为两大类：原发性高血压和继发性高血压。其中原发性高血压占95%，继发性高血压只占 5%。我们常说的"高血压"或"高血压病"都特指原发性高血压。

(一)原发性高血压

在医学上，"特发性"和"原发性"是对未定病因的委婉表达。因此，95%的患者都找不到明确、单一的直接患病原因。

原发性高血压的病因分为遗传因素和环境因素。遗传因素占 40%，环境因素占 60%。

遗传因素指的是父母遗传给子女对高血压的易感性，称为遗传易感性。父母患有高血压,子女的高血压遗传易感性就高。

环境因素不单指天气、空气或绿化,泛指除遗传之外所有后天能遇到的因素,包括衣食住行、工作学习、情绪变化、生长发育、衰老、疾病等。与高血压相关的环境因素包括:①高钠、低钾、高脂、高糖、高蛋白饮食;②过量饮酒;③吸烟;④超重和肥胖;⑤长期生活在噪声环境中;⑥长期精神紧张;⑦衰老;⑧缺乏体力活动;⑨药物,包括口服避孕药、麻黄碱、糖皮质激素、非甾体抗炎药(止痛片、退热药)、甘草片等;⑩睡眠呼吸暂停综合征,俗称打鼾;⑪糖尿病;⑫高脂血症;⑬大气污染,暴露于 PM2.5、PM10、SO_2、O_3 等。

(二)继发性高血压

在所有高血压患者中,约 5% 的高血压患者能找到明确、单一的病因,这叫继发性高血压。

继发性高血压虽然只占极少数,但其病因涉及全身各个器官。最多见、最著名的是肾性高血压。各种肾脏疾病的晚期都会引发高血压。高血压也经常导致肾脏损害,反过来进一步加重高血压。另一个与继发性高血压关系密切的器官是肾上腺。嗜铬细胞瘤、原发性醛固酮增多症、Cushing 综合征都与它有关。其他病因还涉及大动脉狭窄、甲状腺功能异常等。妊娠也是继发性高血压的常见病因。

由于继发性高血压涉及的组织器官比较多,要找出真正的原因就需要针对这些器官做相应的检查。有的患者经过一系列的检查仍然不能确诊,还需要再密切观察一段时间,这段时间可能是数月也可能是数年,等原发病变充分显现出来后才可能确诊。

最后要强调一句,不是所有继发性高血压的病因都能被去除。如果不能去除病因,也只能选择终身口服降压药治疗。

三、血压测量和血压计的选择

(一)家庭自测血压的优势

虽然医院测血压有诸多优势，但不得不说，家庭自测血压比诊室医生测血压更有价值。原因如下。

1.家庭自测血压可以提升高血压的知晓率

家庭自测血压很重要，可以及时发现、诊断、治疗高血压，更早开始预防心脑血管并发症。因此，家庭自测血压不仅仅是高血压患者需要做的检查，也是我们每个人都应该定期做的检查。相关高血压指南建议：血压正常的成年人至少每年自测血压 1 次。家庭自测血压≥135/85mmHg 就可以诊断为高血压。家庭自测血压在 130~135/80~85mmHg 的人群至少每月测量血压 1 次。

2.家庭自测血压能提升高血压诊断的准确性

使用家庭自测血压能做到每天坚持、反复多次且定时、定点测量血压。因此，家庭自测血压能更准确、更全面地反映一个人真实生活状态下的血压水平。这有利于鉴别白大衣高血压、白大衣未控制高血压、隐匿性高血压、隐匿性未控制高血压。

白大衣高血压是指未经治疗的高血压患者，在医生诊室测量时血压升高；在家中自测血压或进行 24 小时动态血压监测时血压正常。白大衣未控制高血压是指服用降压药的患者，在医生诊室测量时血压下降不够，不达标；在家自测血压时达标。当诊室血压≥140/90mmHg，家庭自测血压<135/85mmHg 时，可诊断为白大衣高血压或白大衣未控制高血压。

隐匿性高血压是指未进行高血压治疗的患者，在医生诊室测量时血压正常,在家中自测血压或进行 24 小时动态血压监测时血压升高。隐匿性未控制高血压是指服用降压药的患者在诊室测量时血压达标，在家自测血压时血压不达标。当诊室血压<140/90mmHg，而家庭血压≥135/85mmHg 时,可诊断为隐匿性高血压或隐匿性未控制高血压。

如果依据诊室血压值给上述患者选择降压药物，白大衣高血压和白大衣未控制高血压患者可能发生过度降压,出现血压过低的并发症;隐匿性高血压和隐匿性未控制高血压患者可能治疗无效或治疗不及格。

3.家庭自测血压有助于及时发现高血压患者的晨峰现象

晨峰现象指大部分高血压患者和非高血压人群清晨血压值高于一整天其他时段的血压值的一种现象。晨峰现象通常发生在早上 6~10 点。许多患者一整天的血压都平稳达标,唯有清晨血压偏高。不少患者甚至不用服药,血压也会在不久后自动下降。

晨峰现象是人类在几千万年进化过程中慢慢形成的一种生理现象。人类的祖先在采集狩猎时代和农耕时代都遵循日出而作,日落而息的生活规律。这样的生活规律演化出了人体的生物钟。体内的神经-内分泌系统都服从于生物钟的节律,例如,交感肾上腺素系统的兴奋性在夜间零点左右达到最低,此时体内肾上腺素和去甲肾上腺素的水平最低;零点以后交感肾上腺素系统的兴奋性逐渐增高,在清晨 6~10 点达到最高峰;然后缓慢回落,直至午夜,再次降至最低。就这样周而复始,循环往复。在神经-内分泌系统的调控下,血压在 24 小时之内也随之发生相应的变化,午夜最低,清晨最高,晨峰现象就此产生。晨峰现象在人群中普遍存在,在高血压人群中更加明显。

交感肾上腺素系统兴奋不仅引起血压升高,还会导致心率加快、血液处于高凝状态。已有心脑血管基础疾病的人群,在晨峰时段,有血压升高、心率加快、血液高凝等多重危险因素时，特别容易触发血栓形成或血管破裂，导致心肌梗死、脑梗死、脑出血等严重并发症，甚至引发恶性心律失常及猝死。因此晨峰时段也被称为"魔鬼时段"。

患者到医院就诊时通常已经过了晨峰时段，检查时容易错过晨峰现象。家庭自测血压则可以弥补这个漏洞。及时发现和控制晨峰现象是防止心脑血管急症的重要环节。

(二)电子血压计

《中国家庭血压监测指南(2019)》推荐使用经过标准化方案验证的上臂式全自动示波法电子血压计。简单说，这就是一种把袖带缠在肘关节以上的电子血压计。这种血压计的优点是操作简单、结果准确，重复测量的数值基本一致。家用电子血压计每年至少需要校准一次。

虽然腕式电子血压计轻便、小巧，便于携带，但不同血压计的测量要求、方法和姿势不同，可重复性和准确性均不如上臂式电子血压计。所以，不建议使用。如果选用该类血压计，必须严格按照说明书使用。

(三)规范测量血压

有了靠谱的血压计，要想得到可靠的血压值还必须规范测量血压。

一般来说，健康人群(≤120/80mmHg)每年需要测量血压1~2次。高血压前期(121~139/80~89mmHg)的人群，建议每3个月测量血压1次。高血压患者如果血压达标，病情稳定，每3个月找医生随访1次，随访间隔期，每天在家自测血压。血压未达标者，每1~2周去医院随访1次，随访间隔期，每天在家自测血压。

每天什么时间测量血压最好？普通的高血压患者每天至少测量2次血压，早晚各1次。在早上起床排尿后、服药前、早饭前，以及晚饭后、就寝前都可以测量血压。对于血压波动较大的患者，每天应该测量4次血压，分别是三餐前和睡前。

有焦虑症的患者,不建议频繁自测血压,以免加重血压波动。

得到准确的血压值后还应该把它记录下来。高血压患者应该有自己的血压日志。每天在固定的时间点记录下收缩压、舒张压、心率。这样就会对自己在一天中不同时间点、一年中不同季节的血压一目了然,做到心中有数,提前防范。

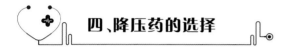

四、降压药的选择

目前,临床上常用的降压药被归为 6 大类:血管紧张素转换酶抑制剂、血管紧张素 Ⅱ 受体拮抗剂、β-受体阻滞剂、钙离子拮抗剂、利尿剂、血管紧张素受体脑啡肽酶抑制剂。这 6 大类降压药围绕着两种血压产生的机制来发挥作用,分别是动脉血管的舒缩状态和血管内血容量的多少。血管收缩使血压升高;血管舒张则血压下降;血容量增多,血压升高;血容量减少,血压下降。

(一)血管紧张素转换酶抑制剂

这类降压药(简称"ACEI")药名的末尾有"普利"二字,因此又叫普利类降压药。最早在中国市场上市的普利类降压药是卡托普利,随后陆续用于临床的有依那普利(伊苏)、赖诺普利(捷赐瑞)、培哚普利(雅施达)、雷米普利(瑞泰)、贝那普利(洛汀新)、咪达普利(达爽)、福辛普利(蒙诺)等。ACEI 具有持续、稳定的降压效果,对于伴有心力衰竭、糖尿病、肾病、蛋白尿等的高血压患者特别适合,其能延缓心力衰竭、延缓糖尿病和肾病的进展、减轻蛋白尿。

(二)血管紧张素 Ⅱ 受体拮抗剂

这类药物(简称"ARB")药名的末尾有"沙坦"二字,又叫沙坦类降压药。目前,临床上可以选用的沙坦类药物很多,有氯沙坦钾、缬沙坦、厄贝沙坦、替米沙坦、坎地沙坦、奥美沙坦、阿利沙坦等。ARB 的作用和强度与 AECI 相似。

(三)β-受体阻滞剂

β-受体阻滞剂被称为"万能药"。它的万能作用首先体现在心血管系统，能降压、减慢心律、减少心肌耗氧量，可用于治疗高血压、冠心病、急性心肌梗死、心力衰竭、心律失常等；它还用于治疗其他系统的疾病，例如，甲状腺功能亢进、紧张性焦虑等；它甚至还被列入兴奋剂的范畴，若运动员使用它将被视为严重的违规。临床常用的 β-受体阻滞剂有比索洛尔（慷忻、博苏）、美托洛尔（倍他乐克）、阿替洛尔（氨酰心安）、普萘洛尔（心得安）、索他洛尔、倍他洛尔、阿洛罗尔、拉贝洛尔、卡维地洛，以及仅用于静脉注射的艾司洛尔等。

β-受体阻滞剂作为治疗高血压的药物，其降压作用不强，弱于 ACEI 和 ARB，更无法和下面要讨论的钙离子拮抗剂相比。但是它有一个不可替代的作用，那就是减慢心率。患者服用降压药，血压下降后，交感神经反射性兴奋，抑制迷走神经，使心率加快。患者自觉心慌、心悸、心跳沉重感。血压下降越快，降得越低，心率越快，症状越重。此时，加用 β-受体阻滞剂就能减慢心率，消除患者的症状。

(四)钙离子拮抗剂

目前，临床常用的钙离子拮抗剂有硝苯地平、氨氯地平、左旋氨氯地平、贝尼地平、非洛地平、拉西地平、乐卡地平、尼卡地平、尼群地平、尼莫地平、维拉帕米、地尔硫䓬等。而且硝苯地平、非洛地平等药物还出了各种缓释片和控释片。钙离子拮抗剂降压起效快、降压作用强、降压幅度大、个体差异小、剂量与疗效呈正相关。除了用于治疗高血压，钙离子拮抗剂还可用于治疗心绞痛、冠心病、心律失常，以及脑血管和外周血管疾病。

(五)利尿剂

常用于降压治疗的利尿剂有氢氯噻嗪、氨苯蝶啶、螺内酯（安体舒通）、呋塞米(速尿)、吲达帕胺(寿比山)等。

利尿剂通过增加尿量,有助于排出血管内过多的水分,减少血液对血管壁的压力,使血压下降。

血管中血液的含量,又叫血容量,它对血管壁产生的压力是决定血压的重要因素。当急性大出血时,血容量急剧下降,患者很快会出现低血压、失血性休克。抢救措施就是快速输血,来不及输血时,只要输入足够量的生理盐水,也能使血压迅速回升,患者可转危为安。反之,当水钠潴留时,血容量增加,血压升高。使用利尿剂可使血压下降。但是,单用利尿剂的降压强度远不及钙离子拮抗剂、ACEI 和 ARB。所以单用利尿剂的降压作用比较弱。

然而,很多降压药,特别是钙离子拮抗剂,会引起人体水钠潴留,使血容量增加。患者用药后,或早或晚,都会出现双下肢水肿,降压效果不好,或者一度达标的血压再次升高。此时加用少量的利尿剂就可以让血压大幅度下降。

利尿剂降压起效比较慢。一般需要 3~5 天才能达到稳定的最大效果。

(六)血管紧张素受体脑啡肽酶抑制剂

目前,上市的这类药物仅有一款,即沙库巴曲缬沙坦,商品名叫诺欣妥。

诺欣妥降压效果显著,更重要的是它具有多重器官保护功能。能显著逆转高血压造成的心脏扩大、心功能减退等心脏的器质性改变;还能减少尿蛋白,保护肾功能、延缓肾脏病变进展;又具有改善代谢的作用,能提高组织对胰岛素的敏感性,增加腹部及皮下脂肪组织中的脂肪动员,特别适用于高血压伴有代谢综合征的患者;还具有降低尿酸、预防痛风的作用;更具有对抗血管内皮增生、减少纤维化、改善内皮功能、延缓和逆转动脉粥样硬化、保护血管的作用。

五、与口服降压药相关的问题

(一)血压高不难受需要吃药吗?

1.无症状的高血压患者也需要吃药

血压一旦升高,对全身血管壁的压力就增大,随即启动了血管内皮损伤、动脉粥样硬化、心功能损害、肾功能损害、动脉瘤、血管堵塞等病理过程。随着血压不断升高,对全身的损害也随之升级。这些损害的发生与患者的高血压有关,与患者是否感知到高血压无关。

2.高血压无症状时可能更有害

有的患者血压升高, 甚至已经达到危险水平而自身却没有感觉。这应该是"温水煮青蛙"效应和预警机制不健全。

(1)"温水煮青蛙"效应,指大部分高血压都是缓慢发生的。早期的一些轻微症状如果被患者忽略,等逐渐适应后,可能就再没什么感觉了。等某次偶然测血压时才发现血压升高。有的患者一直不自知,任由高血压的伤害从量变到质变,导致危险发生,如脑出血、心肌梗死,到医院就诊时,才发现自己的血压已经很高了! 这就是俗话说的"温水煮青蛙"。

(2)预警机制不健全,包括对外部危险的预警和对内在环境的预警不健全。对外部危险的预警使人类能逃避天敌,得以生存繁衍。对内在环境的预警关系到个体的身体健康和生命安全,包括紧急预警和长期预警两种。紧急预警是对人体突发急症(例如,高血压急症、严重低血糖等危急情况)的反应机制。患者会出现剧烈头痛、恶心、呕吐、心慌、出冷汗等症状,应及时就医,避免脑出血、低血糖昏迷等更加恶性的事件发生。长期预警是对缓慢出现病变(如高血压、高血糖)的反应。患者会有头晕、头痛、心慌、干渴等症状。如果预警机制不健全,不能及时感知体内的变化并纠正和控制,就无法避免它们对身体器官缓慢且持续的伤害。

由此看来,高血压患者没有症状和不适感不是优点而是缺点。应定期自测血压,早发现、早治疗。

(二)降压药为什么会越吃剂量越大,越用药物越多?

随着年龄的增加,人体的血管弹性会逐渐减退,高血压也会由间歇性升高变为持续性升高,并且越来越高。这一过程就像面上的皱纹,头上的白发一样,是老化的表现。这就是为什么降压药需要终身服用,而且用药量会逐年增加。只有这样,才能控制住随着年龄增加而越来越高的血压值。

(三)降压药需要更换吗?

这主要取决于患者对药物的反应。如果选择的药物能把血压控制在达标范围内,药物没有导致副作用或者副作用很轻微,则不需要更换。

出现以下情况时需要更换药物:

(1)服用标准剂量的降压药后血压不能达标,可以换用效果更强的降压药。

(2)服用某种药物后不良反应太大,不能耐受,需要换药。

当然,如果需要换药,一定要向专科医生咨询。不建议自己随意更换药物。

(四)高血压可能被根治吗?

首先肯定地说,目前高血压还不能被根治!

有的患者反映自己吃了一段时间的降压药,血压正常了,停药后血压也没有反弹,因而认为自己的高血压已被根治了。

其实不然,高血压分为 1 级(轻度)、2 级(中度)、3 级(重度)。它们可由轻到重逐渐发展。

1级高血压有一个显著的特点，那就是血压间歇性升高。夏天，部分患者血压正值低谷期，不服药血压也正常，所以误认为自己的高血压已经痊愈了。殊不知这是1级高血压的特点，是血压波动的周期变化所致，属于阶段性血压正常，并不意味着高血压已经被根治了。很快血压又会爬升，再次达到峰值水平。

(五)降压药效果不好可以加倍用药吗?

许多患者认为，如果血压控制不住，可以把平时吃的药物加倍，例如，半片加到一片，一片加到两片。这样的做法是否正确不能一概而论，因为每种降压药的标准剂量各不相同。

首先，如果患者平时的用药量低于标准剂量，可以增加到标准剂量。如果平时的用药量已经达到标准剂量了，就不建议再加量，因为随着药物剂量的增加，疗效不会增加，而不良反应会增加。药物一旦超过标准剂量，会对身体有一定损害。一般规律是，一片就是该药的标准剂量。因此，如果平时服用半片药，加量到一片，是合理的。不提倡把一片药加量到两片。除非有的剂型一片是半量。

(六)降压药伤肾吗?

有些 ACEI 和 ARB 的药物说明书上写着："肾功能不全患者禁用"，导致有患者误认为 ACEI 和 ARB 会损害肾脏。其实是错误的。ACEI 和 ARB 可降低血压，特别是能够减轻血压对肾脏的冲击，具有很好的保护肾功能的作用。特别适用于高血压合并轻度肾功能不全、伴有蛋白尿，以及合并糖尿病的患者。它能减轻蛋白尿，延缓糖尿病患者出现糖尿病肾病，以及减缓肾功能不全患者肾功能恶化的速度，是这些患者首选的降压药。

当然，严重肾功能不全的患者若服用 ACEI 和 ARB 有可能加重高钾血症。而高钾血症可以引起严重的心律失常，随时有生命危险。因此，如果没有规律的血液透析做保障,严重肾功能不全的患者应禁用这两类药物。

六、降压药每天吃几次?什么时间吃最好?

很多患者每天早上服 1 种、2 种,甚至是 3 种降压药。这样一来,患者上午服药后血压特别低,收缩压甚至低至 90mmHg,舒张压低至 50mmHg,患者感觉头晕、乏力;傍晚血压又开始上升,到次日早晨服药之前,血压通常都会超过正常水平。这样的服药方式不利于血压稳定。

正确的方法是:

(1)选用长效降压药:这是目前降压治疗的基本原则。

(2)增加服药次数,分时段服药:现在绝大多数的口服降压药都是长效制剂,但是这种"长效"是相对于曾经 3 次/天服用的药物(如"卡托普利"或"心痛定")而言的。临床观察结果显示,几乎所有的长效制剂都不能保证 24 小时血压平稳达标。因此,有必要在下午 6 点左右或者晚上睡前补充服用 1 次,确保 24 小时血药浓度足够控制血压。

(3)根据血压升高的时段,灵活调整服药时间:如果每天只需服用 1 种降压药,请在血压升高前 1 小时服药。如果需要服用 2 种以上的降压药,最好把 2 种药分开服用,2 次服药最好间隔 8 小时以上。

七、血压降到多少算达标?

对不同情况的患者,要求的血压达标值不一样。

(一)单纯高血压患者的降压达标值

单纯高血压患者是指那些没有合并症和并发症的高血压患者。合并症是指和高血压同时存在的病症,例如,糖尿病、高血脂、高尿酸血症等。并发症是指由高血压引起的靶器官损害，例如，心脏肥大、心力衰竭、冠心病、脑梗死、脑出血、慢性肾等功能不全等。

成年单纯高血压患者的首要降压目标是血压<140/90mmHg，等适应这一水平后，终极目标是血压<130/80mmHg。这一目标适合所有65岁以下的高血压患者。对不同年龄患者的血压达标值还有一些细微的区别。

（1）青年人高血压的特点是收缩压容易达标但舒张压达标比较困难。所以舒张压的终极目标是<90mmHg，可放宽至<95mmHg。

（2）65~79岁的中老年高血压患者首要降压目标是血压<150/90mmHg，逐渐适应并且耐受以后，终极目标<140/90mmHg。

（3）80岁以上的高龄老年人应该适当放宽对降压达标的要求，血压降至150/90mmHg即可。血压维持在110~160/70~90mmHg即为达标。

（二）具有合并症或并发症的高血压患者的降压达标值

1.高血压合并脑出血或脑梗死

这类患者在急性期病情凶险，需要住院抢救。转为慢性稳定期后，血压的自我管理非常重要。血压降至<140/90mmHg即可。血压过高或过低都会增加再出血或再梗死的风险。

2.高血压合并冠心病

该类患者降压的初级目标是血压<140/90mmHg；如果能耐受，则终极目标为<130/80mmHg。需要注意的是，此类患者的舒张压不宜降得过低，因为心脏供血主要在舒张期，舒张压过低，不利于心脏血液灌注。

3.高血压合并心力衰竭

该类患者的血压必须<130/80mmHg。降低血压可减少心脏射血的阻力，使心

脏得以充分休息,这是心力衰竭现代治疗的重要理念。

4.高血压合并肾脏疾病

如果有蛋白尿(即尿中检测出白蛋白),则需要严格控制血压,血压达标值
<130/80mmHg,最好达到 120/80mmHg。如果没有"蛋白尿",血压达标值可以适当
放宽至<140/90mmHg。

5.高血压合并糖尿病

高血压和糖尿病都是常见病,也是多发病,二者同时存在会对人体产生较大
伤害。因此,针对此类患者,血压达标值要求<130/80mmHg,最好能够达到
120/80mmHg。

 ## 八、在家血压突然升高怎么办?

高血压患者有可能出现血压突然飙升,即血压>180/120mmHg,同时伴有头
痛、头晕、恶心、呕吐、胸痛、胸闷、心慌、出汗、呼吸困难等一种或多种靶器官损害
的症状。2022 年 6 月发布的《高血压急症的问题中国专家共识》将这种情况定
义为:高血压急症。

(一)高血压急症的紧急处理

正确的处理原则是按规定的步骤、在规定的时间、将血压降到规定的范围
(简称"三规")(表 3-2)。在家发生高血压急症时,请立即舌下含化紧急降压药。

(1)卡托普利(开博通)是目前最常用的紧急降压药。起效快,中等强度。
12.5~25 毫克/片,舌下含化 1 片,紧急情况时嚼碎含化起效更快。15 分钟起效,30
分钟达到最大效果。收缩压和舒张压分别降低 10~20/5~10mmHg。不良反应轻
微,大多数患者没有不适感。部分患者用药后有刺激性干咳,发生率在 20%~25%。

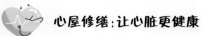

表 3-2　三规的具体标准

规定步骤	第一步	第二步	第三步
规定时间	30~60 分钟	2~6 小时	24~48 小时
规定血压	降低 25% 或降到 <180/120mmHg	降到 <160/110mmHg	平时达标水平

（2）硝苯地平（平片）（心痛定）是目前起效最快、作用最强的紧急降压药。5 毫克/片，舌下含化 1 片。5 分钟内起效，15 分钟可达满意效果，30 分钟达到最大效果。血压降低幅度为 20~30/10~20mmHg。降压效果强，作用迅速，持续时间短。不良反应明显，包括心动过速（心跳可增加 10~30 次/分）、面红耳赤、头痛、头晕等。

（3）硝酸甘油是冠心患者的急救药，能缓解心绞痛、降压。0.5 毫克/片，舌下含化 1 片，5~10 分钟起效。收缩压和舒张压分别降低 10/5mmHg。硝酸甘油的降压作用弱，且副作用明显，常见症状为头痛和心跳加快，所以不作为紧急降压的首选药。

（4）许多血压突然增高的患者都伴有心跳加快，或者含服紧急降压药后血压下降继发心动过速。此时患者感觉到严重的心慌。可以用倍他乐克（平片）25~50mg 舌下含化，15~30 分钟可将心率降低 20~30 次/分，同时还有温和的降压作用。

（5）如果身边没有以上几种急救药，可以将当前服用的降压药减半后嚼碎舌下含化，另外一半直接口服。这种操作只限于平片，不适合缓释片和控释片。

（6）镇静剂可选用舒乐安定（艾司唑仑）1mg，唑吡坦（思诺思）5~10mg，服用后睡觉或安静休息。

（二）以下情况需要紧急呼叫 120 送医院急救

（1）短时间内血压不能降至安全范围（<180/120mmHg）。

（2）发作时血压超高（>200/130mmHg）。

（3）伴有严重的头痛、恶心、呕吐、胸痛等症状。这些情况需要快速静脉用药，将血压降至危机值以下。此外，这些情况背后可能存在脑出血、心肌梗死、主动脉夹层等危险情况，必须住院急救。

如果患者近期反复发作高血压急症，建议与专科医生商议调整常规降压药。

(三)高血压急症的诱因

高血压急症起病突然，危害大，重在预防。预防的主要措施是避免以下诱因：

（1）最常见的诱因是停用降压药或未按医嘱服用降压药。

（2）季节转换、秋冬交替、大风降雪、气温断崖式下跌的时节。

（3）情绪激动、紧张焦虑、大悲大喜、惊恐发作。

（4）憋尿、急性尿潴留。

（5）生活规律被打乱、作息颠倒、环境改变。

（6）劳累。

（7）严重外伤、手术、感染。

（8）药物，如常见引起高血压急症的药物（含有拟肾上腺素的伪麻黄碱的感冒药）。

（9）喝浓茶、浓咖啡（其中含有咖啡因）。

有高血压的人群要尽量避免这些诱因，如果无法避免，应该提前增加降压药的用量。

 九、高血压最凶险的并发症——主动脉夹层

(一)什么是主动脉夹层

在人体躯干中轴线上，贯通着体内最大的血管，称为主动脉。它的直径在 35mm 左右。可以把它想象成一栋大楼里的主水管。沿途发出许多分支到各个楼层供水（供血），从上到下依次为头颈部、双上肢、心肺、肝脾、胃肠、肾脏、泌尿生殖器、双下肢等。主动脉像一条管壁厚厚的胶皮水管。正常情况下，血液在里面顺畅流动。当管壁内表面出现破裂口时，血液就顺着破裂处流进管壁中间，将管壁撕裂，这就是主动脉夹层（图 3-1）。

主动脉夹层起病十分凶险。绝大部分患者都有突发、剧烈、撕裂样或刀割样的胸痛。有的患者表现为突发晕厥、昏迷、休克等。发病时，大多数患者的血压都特别高。也有部分患者是低血压，甚至低到无法测量。这是由夹层内的积血压迫供应上肢的血管，导致上肢缺血，血压下降。夹层的血液进入气管会引起咯血，进入食管会引起呕血。

起病时约有 3% 的患者猝死。如果未得到及时救治，48 小时内的死亡率高达 50%~70%，1 周内的死亡率高达 91%。由此可见，主动脉夹层的发生率不如急性心肌梗死高，但致死率和死亡速度远超急性心肌梗死。

（二）主动脉夹层的急救

当发生胸痛时，请第一时间到胸痛中心就诊。

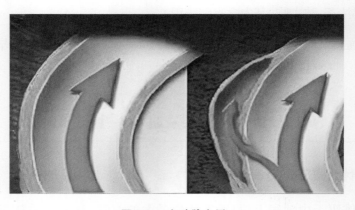

图 3-1　主动脉夹层。

近几年主动脉夹层的治疗手段有了很大的提高。主要方法是在主动脉内植入带膜支架,将破口覆盖住,不让血液继续流入夹层。一些特殊部位的夹层破口只能依靠外科开胸手术修补。现在采用的杂交手术,即支架加外科开胸手术,大大提高了救治的成功率。然而无论是支架植入还是开胸修补对技术要求都很高,只有少数医院能完成,且治疗费用非常昂贵,只有少数家庭能承担得起。

(三)主动脉夹层的预防

主动脉夹层的死亡率高、治疗技术门槛高、治疗费用昂贵。最有效的办法就是针对主动脉夹层的发病原因采取预防措施。

1.预防动脉粥样硬化

主动脉夹层多见于50~70岁的中老年人。这个年龄段的人群,其主动脉夹层的病理基础是动脉粥样硬化。动脉粥样硬化的元凶是高胆固醇血症。所以口服他汀类降脂药, 降低血液中的胆固醇是预防大部分主动脉夹层和主动脉瘤的重要措施。

2.早期发现主动脉发育异常

美国女排名将海曼,在其职业生涯的巅峰期猝死在球场边,死因就是主动脉夹层。海曼发生主动脉夹层的病因是马方综合征。这是一种先天性遗传性疾病。患者的主动脉壁发育不良,还伴有特殊体型,如身材超高、瘦长,手指特别长。正常人如果将拇指握在同侧的手掌心内是看不见自己拇指尖的。马方综合征的患者因为拇指过长,手掌包裹不住拇指,拇指尖会超出手掌内侧缘。建议有这种体征的患者早做检查,防患于未然。

对于主动脉发育异常和动脉粥样硬化导致主动脉扩张或主动脉瘤的患者,定期检查心脏超声,可以早期发现该疾病。

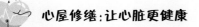

主动脉 CT 造影及磁共振主动脉造影也能早期发现主动脉扩张或主动脉瘤。

一旦发现主动脉严重扩张或主动脉瘤，可行主动脉瘤切除术和扩张主动脉置换术。

3.降压

高血压导致主动脉损伤，形成夹层，此外，高血压还可能诱发主动脉瘤破裂，对于主动脉夹层和主动脉瘤发生发展的全过程有着重要影响。无论是主动脉夹层预防还是治疗都需要严格控制血压。临床上要求将血压控制在 110/80mmHg 以下，以降低主动脉夹层发生的风险。

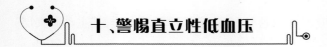

十、警惕直立性低血压

绝大部分人总会有如下经历：从卧位突然起身下床走动时，从蹲着或坐着突然站起身时，马上感到头晕、乏力、视物模糊、眼前发黑或眼冒金星。此时如果测量血压，血压偏低，通常低于 90/60mmHg，这就是直立性低血压。顾名思义，直立性低血压是由体位改变引起的，在直立位时发生的低血压。此时，如果马上躺平或坐下，所有症状会慢慢消失；如果不采取措施，情况迅速恶化，可能会出现意识丧失，摔倒在地，这就是晕厥。这是因为头从较低位置上升到较高位置时，血液不能迅速同步上升至头顶，导致脑供血不足。

(一)怎样预防直立性低血压?

引起直立性低血压的基础原因众多，一般归纳为四大类高危因素：高危人群、高危季节、高危时刻、高危用药。老年人是高危人群；夏季是高危季节；夜间是高危时刻；降压药物是高危用药。在此基础上，一旦出现诱因立即引起发作。关键诱因是体位改变和长久站立。

　　具有上述高危因素的人群请牢记一个字，慢！要放缓体位改变的速度，下床慢、起立慢、迈步慢。特别是早上睡醒起床时，更要慢。

　　此外，夏天要保证足够的饮水量，降压药要适当减量。

　　综上所述，要想成功预防直立性低血压，要做到行动平缓、保证饮水、适度降压。

(二)发生直立性低血压了该怎么办?

　　发生直立性低血压时应立即躺平，使大脑和心脏处于同一个水平位置，血液会立即灌注到脑组织，症状可迅速消失。

　　要尽量防止晕厥发作。因为晕厥可能造成严重的摔伤，例如，骨折、腰部损伤、头部外伤等，这些摔伤会对老年人的健康产生极大影响。

　　如果患者倒地后不能在 2 分钟之内恢复意识，那就不能简单认为是由直立性低血压导致的晕厥。有可能是昏迷或者是心源性猝死，必须马上拨打 120 请求急救，条件允许的情况下可以做简单的心肺复苏。

04 高血脂

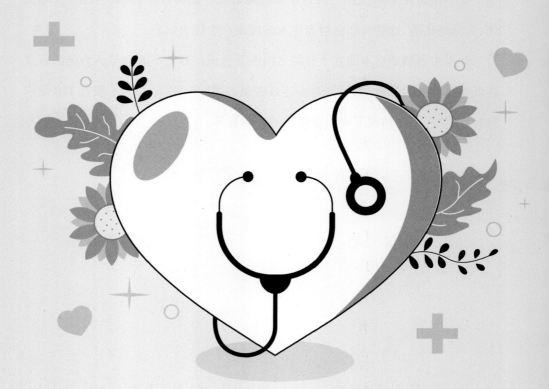

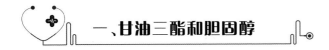

一、甘油三酯和胆固醇

在心脏科门诊,阅读患者的血脂化验单是一项重要的工作。

根据《中国心血管健康与疾病报告（2021）》提供的数据,在我国,18 岁及以上人群血脂异常（包括以下任意一项:胆固醇≥6.22mmol/L、低密度脂蛋白胆固醇≥4.14mmol/L、高密度脂蛋白胆固醇<1.04mmol/L、甘油三酯≥2.26mmol/L）的发病率为 40.4%。40 岁及以上人群血脂异常的发病率为 43.0%。

血脂异常导致的动脉粥样硬化,是心脑血管疾病的病因,同时也会增加患肿瘤的风险。因此,很多人对血脂的检查结果格外关注。血脂是血液中存在的脂肪及类脂的总称。脂肪即为甘油三酯,类脂包括胆固醇、胆固醇酯、磷脂和糖脂等。

(一)甘油三酯

甘油三酯是体内能量储存的"中转站"。当摄入的糖类、脂肪等能量物质较多时,肝脏会将其转化为甘油三酯储存起来。当能量供不应求时,则开始脂肪动员,氧化甘油三酯为人体续能。

在化验单上看到的甘油三酯是血液中全部甘油三酯的总称。血液中,甘油三酯>2.3mmol/L 定义为甘油三酯升高,>5.6mmol/L 定义为甘油三酯重度升高。

血液中甘油三酯升高与动脉粥样硬化之间存在相关性,特别见于糖尿病患者,但尚未发现直接的因果关系。血液甘油三酯升高,特别是重度升高的主要危害是增加发生急性胰腺炎的风险。

血液甘油三酯的水平只代表其在血液中含量的高低,无法说明人体内甘油三酯总量。肥胖者的皮下脂肪很厚,腹部肥胖(俗称"啤酒肚")者的内脏脂肪很多,其体内的甘油三酯总量必然较多,但血常规检查的结果显示,此类患者血液中的甘油三酯总量可能完全正常。

引起血液、皮下和内脏甘油三酯增高的原因包括外源性（经食物摄入）和内源性（由肝脏合成）两大类。外源性甘油三酯增高主要是由于摄入的脂肪过多。内源性甘油三酯增高多见于糖尿病和糖尿病前期患者，因为此类患者的糖代谢异常，体内过多的糖经肝脏转化成甘油三酯。

（二）胆固醇

人体内胆固醇主要来源于自身合成，每天合成胆固醇约 1g，这部分被称作内源性胆固醇。内源性胆固醇的多少直接影响血液中胆固醇水平的高低。由食物摄取的胆固醇称作外源性胆固醇，占人体总胆固醇的比重低于 15%，对血液胆固醇水平的影响不大。

胆固醇是"亦正亦邪的双面角色"。一方面，胆固醇是人体生存必需的元素（详见第 4 章"低密度脂蛋白"），另一方面，如果血液中胆固醇水平升高，超出人体需要量，那么胆固醇就成了致病因子。血液中胆固醇水平过高可导致动脉粥样硬化。动脉粥样硬化产生的过程就是血液中的胆固醇渗透到血管壁，并在里面聚集的过程。

动脉粥样硬化的形成需要 2 个条件：

（1）血液中胆固醇过多：血液中有过多的胆固醇渗透到血管内膜下，或者胆固醇被巨噬细胞吞噬后以泡沫细胞的形式沉积到内膜下。内膜下的胆固醇不断积聚，形成胆固醇池，其外观呈黄色粥样，由此得名动脉粥样硬化。

（2）血管内皮损伤：如果仅有血液中胆固醇增多，还不完全具备动脉粥样硬化的条件，必须同时出现血管腔内表面密封不严，"隔油层"被破坏，使胆固醇得以渗透的现象，即血管内皮损伤。本人的导师李广平教授曾经对此打过一个形象的比方：如果把一滴油滴在牛皮纸上，油不太容易浸透牛皮纸全层。如果把一滴油滴在报纸上，油就可以立即渗入全层，就连报纸的背面都会变得油腻。这是因为牛皮纸表面涂了一层隔油层,而报纸表面没有。血管内皮损伤相当于破坏掉牛皮纸表面的隔油层,使牛皮纸变为报纸,从而使胆固醇得以乘虚而入。造成血管内皮损伤的因素有高血压、糖尿病、吸烟,以及血管炎症等。

动脉粥样硬化病变常见于 40 岁以上的中老年人群。这与年龄增长、血管老化、内膜完整性下降等因素有关。现在,动脉粥样硬化有年轻化的趋势。尸检发现,最早的动脉粥样硬化病变可见于婴幼儿。

动脉粥样硬化是冠心病、心肌梗死、脑梗死、主动脉夹层等心脑血管疾病的病理基础。

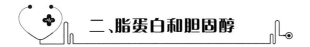

二、脂蛋白和胆固醇

血脂包括甘油三酯和胆固醇,两者均属于油。血液的主要成分是水,属于水性介质。由于油水不溶,血脂只能被包装成可溶于水的脂蛋白才能溶入血液。

脂蛋白可以被理解为载满了血脂,在血液这条"高速公路网"上行驶的"运输车队"。不同"车队"(脂蛋白)的车辆、装载的货物、出发地、目的地、司机、地接人员和联络暗号均不同。

脂蛋白中负责装载、运输、管理脂蛋白"车队"的是载脂蛋白。迄今为止,从人体血浆分离出的载脂蛋白有 20 多种,分为 5 大类,分别是 ApoA、ApoB、ApoC、ApoD、ApoE。每一大类下又分出若干亚类,如 ApoA1、ApoA2、ApoB100、ApoB40 等。它们既是"运输的车辆",又是"开车的司机"。有一些载脂蛋白还担任运输队的"协调员"职责,保证装载的各种血脂成分之间协调共处,不发生矛盾,保证血脂和血液之间没有隔阂。另有一些载脂蛋白是"领航员",保证"车队"能准确无误地到达目的地。还有一些载脂蛋白携带"联络暗号",负责和目的地的"地接人员"核对"暗号"无误后准确地将"货物"移交出去。例如,ApoB100 就位于低密度脂蛋白表面,携带有"联络暗号"。当低密度脂蛋白到达肝细胞表面时,ApoB100 与低密度脂蛋白受体对上暗号后,其装载的低密度脂蛋白胆固醇才得以进入肝细胞被代谢。

在化验单上挂牌登记的"车队"(脂蛋白)有乳糜微粒、极低密度脂蛋白、低密度脂蛋白和高密度脂蛋白等。其中最著名的是低密度脂蛋白和高密度脂蛋白,其他的脂蛋白虽然并不出名,但临床意义同样重要。下面就依次对上述脂蛋白进行介绍。

(一)乳糜微粒

乳糜微粒的主要功能是运输外源性甘油三酯和胆固醇。摄入体内的油脂在肠道内被消化成脂肪酸、甘油、胆固醇等。小肠黏膜细胞将脂肪酸和甘油合成为甘油三酯,并在此处将甘油三酯、胆固醇及载脂蛋白装配并合成为乳糜微粒。乳糜微粒是血液循环中体积最大的脂蛋白,其经过肠壁淋巴管进入血液循环这条"高速公路网",沿途停靠于骨骼肌、心肌、脂肪组织等"中间站",卸下装载的甘油三酯和胆固醇。甘油三酯提供能量或作为能源被储存起来,胆固醇作为细胞的结构成分被装配到细胞膜上。最后剩下的"空车"称为乳糜微粒残余颗粒,进入"终点站"——肝脏,并在此被分解消化。

乳糜微粒是血液中体积最大的脂蛋白,且密度较低。抽出的血液在试管中静置之后,乳糜微粒会漂浮在上层。乳糜微粒在血液循环中运输和卸载的速度非常快,半衰期只有 5~15 分钟。也就是说,进入血液循环的乳糜微粒在 15 分钟后只剩下一半,半小时后只剩下 1/4。正常人空腹 12 小时后,其血液中的乳糜微粒基本被清除干净。禁食 12 小时后取血时,血液中应该不存在乳糜微粒,在试管中静置后只有两层,即上层微黄清亮的血浆和下层红色的血细胞。当血液中乳糜微粒过多,不能被代谢清除掉时,抽出的血液标本呈白色混浊状,在 4℃条件下静置过夜,乳糜微粒漂浮到表层形成乳白色的"奶酪"样物质,这样的血液被称为乳糜血。乳糜血见于暴饮暴食、进食大量油性食物,或者有血脂代谢异常的患者。

乳糜微粒颗粒较大,不能进入动脉壁内,一般不引起动脉粥样硬化。但是乳糜微粒可以堵塞胰腺的毛细血管网,影响胰腺的微循环,导致胰腺缺血。

进食高脂饮食,一方面可引起胰腺缺血,导致胰腺内结构完整性降低,另一方面可促使胰腺分泌的消化液短期内暴增。这就类似于在一座化工厂内,引流腐蚀性液体的管道年久失修,同时又有大量腐蚀性液体涌入管道,从而导致立即发生滴漏现象。溢出胰腺管道的消化液流入胰腺组织,引发胰腺自身的消化分解,这就是急性胰腺炎发生的机制。

急性胰腺炎是临床上的急危重症,特别是出血坏死性胰腺炎至今仍然保持较高的死亡率。

(二)极低密度脂蛋白

肝脏可以利用葡萄糖及各种来源的脂肪酸合成甘油三酯,称为内源性甘油三酯。极低密度脂蛋白的主要功能是运输内源性甘油三酯,其起点在肝脏。所以即便不食用油脂,如果大量进食碳水化合物,其也会在肝脏被转化成脂肪。

肝脏将合成的内源性甘油三酯和胆固醇"装车",再配上负责运输、协调及联络的载脂蛋白和磷脂等成分,组成了庞大的极低密度脂蛋白"车队",驶入血液循环的"高速公路网"。在沿途,极低密度脂蛋白负责将甘油三酯运送给心肌、骨骼肌等"耗能大户",为它们供能。暂时未被消耗的甘油三酯就被储存到脂肪组织中,构成皮下脂肪和内脏脂肪。极低密度脂蛋白卸下甘油三酯后只剩下胆固醇,于是变为低密度脂蛋白。

(三)低密度脂蛋白

低密度脂蛋白的功能是把由肝脏新合成的内源性胆固醇运输到各个组

织器官。由低密度脂蛋白装载的胆固醇，又称为低密度脂蛋白胆固醇。这些胆固醇的首要作用是参与细胞膜的组成，如果没有胆固醇构成的脂质双分子层，就没有细胞膜，如果没有细胞膜，现在的地球生物就只能停留在病毒阶段。胆固醇的另一项重要功能是作为类固醇激素的原料，参与合成肾上腺皮质激素、性腺激素及维生素 D_3 等重要物质。胆固醇还是肝脏合成胆汁的重要成分。胆汁进入肠道后促进脂肪消化吸收。

低密度脂蛋白胆固醇的这些功能对人体而言都是不可或缺的，而且没有其他物质可以替代。如此看来，低密度脂蛋白胆固醇对人类有极大的益处。那么它又为什么会被"污名化"呢？

极低密度脂蛋白"瘦身"变成低密度脂蛋白就像是大卡车变成了小汽车，更"灵活自如"。它可以轻易地钻过动脉内膜，进入动脉壁内沉积下来，形成动脉粥样硬化。

如果体内胆固醇过多，那么低密度脂蛋白胆固醇也会增多。这样一来，血液中就充满了低密度脂蛋白胆固醇，它只能大量沉积到动脉壁中。所以低密度脂蛋白胆固醇本身对人体是有益的，只有过多时才会"泛滥成灾"。

(四)高密度脂蛋白

高密度脂蛋白也是运输血脂的工具。与上述各种脂蛋白的不同点是，在起点（肝脏或小肠）新合成的高密度脂蛋白是"空车"，不装载货物。高密度脂蛋白作为"空车"在全身血管中行驶，不断搜集血液中衰老死亡的细胞所分解产生的废弃胆固醇，以及散落在血液中未被利用的多余胆固醇。这些多余的胆固醇被运输到终点站——肝脏，在肝脏内被分解代谢，然后排出体外。高密度脂蛋白装载的胆固醇称为高密度脂蛋白胆固醇。

高密度脂蛋白将胆固醇从肝外组织转运到肝脏内进行代谢的过程称为胆固

醇的逆向转运。通过这一过程,可以清除血液中多余的胆固醇,减少胆固醇在血管壁内沉积,阻止或减轻动脉粥样硬化。

(五)胆固醇的两面性

胆固醇自身具有两面性,但这并不取决于它们"乘坐"的"车"是低密度脂蛋白还是高密度脂蛋白。判断胆固醇对人体有益还是有害的依据是它们被用在何处。组成细胞膜结构的胆固醇、参与合成激素的胆固醇都是有益的。参与动脉粥样硬化病变的胆固醇才是有害的。通常这些有害的胆固醇都是血液中超过正常值水平的胆固醇。

血液中大部分的胆固醇(60%~70%)主要集中在低密度脂蛋白中,所以胆固醇过多时主要表现为低密度脂蛋白胆固醇增高, 高密度脂蛋白胆固醇升高则不明显。临床化验是通过测定高密度脂蛋白胆固醇和低密度脂蛋白胆固醇的水平来间接反映血浆高密度脂蛋白和低密度脂蛋白的浓度。换言之,高密度脂蛋白胆固醇反映的是人体高密度脂蛋白的水平,代表的是人体清除胆固醇的能力。低密度脂蛋白胆固醇反映的是人体总胆固醇的水平, 可用来预测动脉粥样硬化发生的可能性。

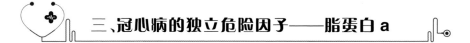

三、冠心病的独立危险因子——脂蛋白 a

在血脂化验单上,最受重视的是甘油三酯,其次是胆固醇、低密度脂蛋白和高密度脂蛋白,很少有人注意到还有一个不起眼的角色——脂蛋白 a(表 4-1)。

(一)什么是脂蛋白 a

脂蛋白 a 是脂蛋白家族中的新贵。1963 年,挪威科学家 Berg 发现在低密度脂蛋白中混杂着另一种特殊脂蛋白,其结构与低密度脂蛋白类似,但含有低密度脂蛋白中不具备的载脂蛋白 A,所以将其命名为脂蛋白 a。此后,脂蛋白 a 长期被人遗忘。直到 20 世纪 80 年代，有学者发现脂蛋白 a 和血液中纤溶酶原有高度的同源性，并与动脉粥样硬化的发生密切相关。这使得被冷落了 20 多年的脂蛋白 a 重回人们的视野，并且迅速成为生物化学家和临床医生关注的热点。

脂蛋白 a 由肝脏合成，也装载有胆固醇。进入血液循环后，脂蛋白 a 只在血液循环"高速公路网"上行驶，途经各个"站点"时不卸载货物，最终又回到肝脏，被肝脏分解代谢。

(二)脂蛋白 a 的危害

（1）损伤血管内皮细胞。脂蛋白 a 可损伤血管内皮细胞，破坏内皮细胞的完整性，使胆固醇进入内皮下的血管壁。

（2）参与动脉粥样硬化的形成。脂蛋白 a 的结构与低密度脂蛋白相似，小巧灵活，易于钻过血管内皮细胞的缝隙，藏匿到血管内皮下的管壁中，直接参与动脉粥样硬化的形成。

（3）促进血栓形成。脂蛋白 a 与纤溶酶原有高度的同源性。正常情况下，纤溶酶原存在于血液中，没有活性。纤溶酶原被纤溶酶原激活物水解，脱掉一段肽链后，变成有活性的纤溶酶。纤溶酶能分解构成血栓的重要成分——纤维蛋白，促使血栓溶解。

通俗地说，纤溶酶原就是潜伏在血液中的"血栓杀手"，正常情况下不会"出手"。只有接到"行动指令"时，才脱掉"外套"，变成纤溶酶，破坏纤维蛋白，使血栓瞬间瓦解。

临床上使用的能让心肌梗死和脑梗死患者情况好转的药物是重组组织型纤溶酶原激活剂，其作用是发给纤溶酶原"行动指令"，使血栓瓦解。

脂蛋白 a 是纤溶酶原的"亲戚"，但是脂蛋白 a 仅可弱化纤溶酶原的能力，降低其溶解血栓的效果，提供有利于血栓形成的条件。

表 4-1　血脂化验单

项目名称	结果		参考值	单位
★钾(间接 ISE)	4.55		3.5~5.1	mmol/L
★钠(间接 ISE)	138.40		136~145	mmol/L
★氯化物(间接 ISE)	101.20		98~107	mmol/L
总二氧化碳	27.60		22~29	mmol/L
★葡萄糖(HK 法)	6.37	↑	4.11~5.89	mmol/L
★尿素(比色法)	5.10		0~8.3	mmol/L
★肌酐(酶法)	81.00		45~84	μmol/L
★尿酸(比色法)	326.00		142.8~339.2	μmol/L
★总蛋白(双缩脲法)	78.70		66~87	g/L
★白蛋白(溴甲酚绿法)	45.60		35~52	g/L
球蛋白	33.10		20~40	g/L
白球比	1.38		1~2	
总胆红素(重氮法)	10.00		0~21	μmol/L
★丙氨酸氨基转移酶	22.90		0~33	U/L
★天门冬氨酸氨基转移酶	21.50		0~32	U/L
碱性磷酸酶(速率法)	66.00		35~129	U/L
★谷氨酰转肽酶(速率法)	51.20	↑	5~36	U/L
★肌酸激酶(速率法)	80.00		25~170	U/L
肌酸激酶同工酶	9.00		0~25	U/L
★乳酸脱氢酶	185.00		135~214	U/L
★羟丁酸脱氢酶	141.00		72~182	U/L
脂蛋白 a	236.50	↑	0.00~75.00	nmol/L
★总胆固醇	3.99		0~5.2	mmol/L
★甘油三酯(GPO-PAP)	1.17		0~2.26	mmol/L
载脂蛋白 A	1.51		1.00~1.60	g/L
载脂蛋白 B	0.99		0.60~1.10	g/L
★高密度脂蛋白(直接法)	1.38		1.00~1.70	mmol/L
★低密度脂蛋白(直接法)	2.60		1.77~3.49	mmol/L
极低密度脂蛋白	0.01	↓	0.18~0.91	mmol/L
胆固醇比高密度脂蛋白	2.89		1.0~5.0	
低密度比高密度脂蛋白	1.88		1.31~3.19	
载脂蛋白 A1/B	1.53	↓	1.57~2.69	

可见，脂蛋白 a 集冠心病的各种危险因素于一身，是冠心病的独立危险因素。而且脂蛋白 a 水平越高，发生冠心病的时间就越早。前文所示的化验单（见表 4-1）来自某位患者，虽然经过严格的降脂治疗，该患者血液中的胆固醇和低密度脂蛋白水平已经达标，但其还是于一年后因冠脉严重狭窄而接受了支架植入术。脂蛋白 a 还与颈动脉粥样硬化明显相关，它也是脑梗死的独立危险因素。

（三）导致脂蛋白 a 增高的原因

脂蛋白 a 增高与患者的性别、年龄、环境、饮食习惯、生活方式、运动锻炼等情况均无关，只与遗传有关。

总体人群中约 20% 伴有脂蛋白 a 升高。不同种族、人群，以及个体之间血浆脂蛋白 a 水平差异较大，这种差别可以达到 100 倍。而同一个体一生当中脂蛋白 a 变化较小。

人体内脂蛋白 a 的数量是从父母一方或双方遗传而来的。如果一个成年人发生脂蛋白 a 增高，那么其子女就有 1/2 的概率出现脂蛋白 a 增高。因此，当有患者被诊断为高脂蛋白 a 血症时，应该对其有血缘关系的家庭成员（包括父母、兄弟姐妹和子女）进行检测，以便提早发现潜在的心血管疾病。

一个人一生中可能只需要检测一次脂蛋白 a，因为脂蛋白 a 的水平在一生当中不会有太大变化。当然也有例外，如女性围绝经期后，随着雌激素水平的降低，脂蛋白 a 会有所上升；妊娠期脂蛋白 a 可明显升高，产后恢复正常。

（四）高脂蛋白 a 的治疗

目前，临床上常用的降脂药物没有降低脂蛋白 a 的作用，或没有实际的临床效果。

（1）他汀类药物不但不能降低脂蛋白 a，反而可能使其升高。尤其是瑞舒伐他汀能将脂蛋白 a 水平升高 10%~20%。该药物的作用机制尚不完全清楚。

（2）贝特类和烟酸类药物有轻度降低脂蛋白 a 的作用，但是尚未转化为实质性的临床获益，不能降低患者心血管疾病的风险。

（3）反义寡核苷酸是一种人工合成的短链 RNA，其能和特定的信使 RNA（mRNA）结合，封闭 mRNA，阻止 mRNA 转录，减少以该段 mRNA 为模版的蛋白质合成。

（4）前蛋白转化酶枯草溶菌素（PCSK9）抑制剂，包括单克隆抗体和小干扰 RNA（Inclisiran）都可以降低脂蛋白 a，降幅达 25% 左右。与安慰剂相比，平均治疗 2.2 年的复合心血管疾病终点事件（包括心肌梗死、脑梗死、不稳定性心绞痛住院率，支架或搭桥手术，以及心血管疾病死亡率）发生率降低 15%。

（5）脂蛋白单采是从血液中去除脂蛋白 a 和低密度脂蛋白的血浆分离置换术，是消除脂蛋白 a 的有效方法，可显著减少冠脉事件的发生。对某些脂蛋白 a 极高、心血管疾病患病风险极大者，可以尝试使用。但该方法难以维持疗效，需要每隔 1~2 周重复 1 次，坚持终身使用，因此不推荐常规使用。

（6）对脂蛋白 a 增高的患者，需要转换治疗思路，通过降低动脉粥样硬化的整体风险来减少冠心病及脑梗死的发生。动脉粥样硬化的发生是"团队协作"的结果，其中胆固醇及低密度脂蛋白胆固醇增高、血管内皮损伤、高血压、糖尿病、吸烟等因素与脂蛋白 a 共同发挥作用，控制了其他因素就降低了动脉粥样硬化的总体风险。因此，健康生活方式，如低脂低糖饮食、锻炼身体、戒烟，以及规律服用他汀类降脂药等都十分重要。

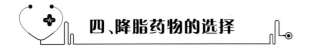

四、降脂药物的选择

首先应明确，降脂药不能停，应终身服药。

血脂包括胆固醇和甘油三酯。降脂药也大致分为主要降胆固醇的药物和主要降甘油三酯的药物。其中降低胆固醇的重要性显著大于降低甘油三酯的重要性。

(一)降低胆固醇的药物

人体血液中胆固醇水平主要受内源性胆固醇影响，外源性胆固醇作用很小。内源性胆固醇合成的场所在肝脏，过程极为复杂，要经过 30 多步生物化学反应。德国生物化学家 Konrad Bloch 因揭示出胆固醇合成的完整生化反应，获得了 1964 年的诺贝尔生理学/医学奖。同年，发现胆固醇合成原料(乙酰辅酶 A)的德国生物化学家 Feodor Lynen 与其共享了这一奖项。

胆固醇的清除也依靠肝脏。从衰老死亡细胞及各种活性物质中分解释放的胆固醇进入血液，被高密度脂蛋白捕获运输到肝脏，由肝细胞分拣，有用的被组装成低密度脂蛋白再送入血液循环，废弃的经过降解后排出体外。

随着人体老化，肝脏对胆固醇的清除能力下降，过多的无法排出的胆固醇再度组成低密度脂蛋白"车队"进入血液，使血液总胆固醇和低密度脂蛋白胆固醇水平明显升高，埋下心脑血管疾病的祸根。

临床上常用于降低胆固醇的药物就是围绕胆固醇合成和降解的几个环节发挥作用的，主要有三大类。

1.他汀类药物

人体的胆固醇主要源于自身合成，控制自身胆固醇合成的速度是降低血液中胆固醇水平的关键。胆固醇合成的每一步都要靠特定的催化酶促进反应，在复杂的生化反应过程中，有一步特别关键。生物化学把这一关键步骤称为限速反应。

可以把限速反应理解为快速路上的一个突然变窄的卡点，这是影响行车速度的关键点，通过这一关键点后，车辆的行驶就变得畅通无阻。催化限速反应的酶称为限速酶。

胆固醇合成唯一的限速反应是羟甲戊二酰辅酶 A 的还原反应。催化这一反应的限速酶是羟甲戊二酰辅酶 A 还原酶。他汀类药物就是羟甲戊二酰辅酶 A 还原酶的抑制剂,它能够降低关键部位的反应速度,减少胆固醇合成。这就相当于把快速路上卡点的通道进一步变窄,使车辆通行速度更慢。

也可以把他汀类药物理解为安装在胆固醇生产线上的"刹车片"。持续用药就相当于持续踩着"刹车片"。

他汀类药物名字的末尾都有"他汀"二字,如阿托伐他汀、氟伐他汀、瑞舒伐他汀、匹伐他汀、普伐他汀、洛伐他汀等。

2.胆固醇吸收抑制剂

胆固醇吸收抑制剂主要在小肠发挥作用。人体小肠的平均长度是 6m,是身高的 3~4 倍。小肠腔的直径约 3cm。小肠内表面有许多小突起,称为小肠绒毛,这些绒毛将小肠的吸收面积扩大了许多倍。如果把这些小突起全部展平,一个人的小肠吸收面积约为 $200m^2$,接近一个羽毛球场的大小。

小肠内表面的绒毛上皮细胞镶嵌有负责将胆固醇转运入血的"搬运工",名为甾醇载体。胆固醇吸收抑制剂能捆住这些"搬运工"的"手脚",使其丧失"工作能力"。这样一来,无论肠道内有多少胆固醇,都只能"穿肠而过",排出体外,不能进入血液。

下面说明两个现象:胆固醇的肠肝循环和他汀治疗的胆固醇逃逸。

(1)胆固醇的肠肝循环:人体的胆固醇有两个来源,即肝脏合成和小肠吸收。小肠内的胆固醇又来自两个部分,一部分是食物摄取(300~700mg);另一部分由肝脏分泌,混在胆汁中,经过胆道,排入小肠(1000mg)。这两部分的组合不容小觑,能达到 1300~1700mg,已经超过了每天自身合成的胆固醇总量。

其中至少 700mg 会被血液吸收。这部分胆固醇从肝脏分泌入小肠,再被小肠吸收回到肝脏的过程称为胆固醇的肠肝循环。因此,即便食物中不含胆固醇,每天也会有较多的内源性胆固醇经过肠肝循环再次被人体吸收。从这个意义上来说,胆固醇吸收抑制剂不仅阻断了食物来源的胆固醇吸收,也阻断了人体自身合成、进入肠肝循环的胆固醇吸收。其作用不是少吃或不吃富含胆固醇食物能够替代的。

(2)他汀治疗的胆固醇逃逸:使用他汀类降脂药的患者,开始使用药物时效果明显,随着时间推移,药物降低胆固醇的效果减弱,即便加大剂量也不能使疗效按比例提高。这就是他汀治疗的胆固醇逃逸现象。为什么会有逃逸现象发生呢? 下面用数据来回答:每天分别用阿托伐他汀 20mg 和 80mg 治疗两组不同的患者。用 20mg 剂量的患者,胆固醇合成下降了 69%,从小肠吸收的胆固醇却增加了 48%;用 80mg 剂量的患者,合成减少了 76%,吸收增加了 71%。这几乎达到了"收支平衡"。

人体胆固醇的合成和吸收会相互影响。当合成减少时, 人体会认为这属于"收入减少",于是想方设法"开源节流",增加小肠吸收的胆固醇量,减少胆固醇的肠道排出量。反之,如果单纯减少小肠的胆固醇吸收量,人体也会增加自身胆固醇合成量。使用他汀抑制胆固醇合成的同时加用胆固醇吸收抑制剂,既抑制了胆固醇合成,又阻断了吸收,堵塞了他汀治疗时胆固醇逃逸的通道,使降脂效果极为明显。

在临床上,对顽固性高胆固醇血症的患者使用依折麦布,同时加用小剂量的他汀类药物,能达到 1+1>>2 的效果。这样的组合减少了他汀类药物的用量,从而明显降低了肝功能异常和肌肉疼痛的发生率,也容易被大多数患者耐受。

目前,临床上使用的胆固醇吸收抑制剂有依折麦布、海博麦布。

3. PCSK 9 抑制剂

欲了解 PCSK9 抑制剂的作用,先要了解其的功能。PCSK9 能促进肝细胞表面的低密度脂蛋白受体分解,使低密度脂蛋白受体减少,不能和血液中的低密度脂蛋白结合,不能将低密度脂蛋白胆固醇转运进入肝细胞。

低密度脂蛋白胆固醇进入肝细胞后会被分类,有价值的则重新组装成低密度脂蛋白再进入血液循环,废弃的则被胆固醇降解后经胆道排入肠道。

被低密度脂蛋白受体转运进入肝细胞的胆固醇除了被分解排除还"肩负着一项重要使命",即抑制胆固醇合成。人体自身存在一个调节胆固醇合成的负反馈机制。当血液中胆固醇过多时,大量的低密度脂蛋白胆固醇经细胞膜上的低密度脂蛋白受体转运进入细胞,将血液胆固醇过多的信息及时传入细胞。肝细胞内的胆固醇"生产线"接到胆固醇过剩的信号后,会在第一时间踩下"刹车",减缓生产速度。进入肝细胞的胆固醇是人体胆固醇生产线原装原配的"刹车片"。

可见低密度脂蛋白受体的作用既涉及抑制胆固醇合成又涉及胆固醇降解,低密度脂蛋白受体的数量决定着血液中低密度脂蛋白胆固醇的水平。低密度脂蛋白受体数量减少,进入肝细胞的胆固醇就少,胆固醇合成不被抑制,加之降解减少,于是体内胆固醇增多。先天缺乏低密度脂蛋白受体的患者,其身体无法将胆固醇过多的信号传入细胞,胆固醇生产线"刹车机制"失灵,使其体内胆固醇合成以高于常人 10 倍的速度进行。体内过多的胆固醇沉积到血管壁内形成粥样硬化斑块堵塞血管,沉积到皮肤形成黄色瘤。患者从童年起就要面对冠心病和心肌梗死的威胁,在成年之前的死亡率高。

PCSK9 功能过于强大,造成体内低密度脂蛋白受体破坏加速。所以 PCSK9 功能强大的患者与低密度脂蛋白受体先天缺乏的患者具有相同的命运。PCSK9 抑制剂的作用恰恰是抑制 PCSK9 的功能,保护低密度脂蛋白受体不被破坏。

PCSK9抑制剂有单克隆抗体和小干扰RNA两类。目前,在我国上市的单克隆抗体有依洛尤单抗和阿利西尤单抗,小干扰RNA名为Inclisiran。

(二)降低甘油三酯的药物

目前,临床上较为常用且有效的是贝特类药物,包括非诺贝特、苯扎贝特、环丙贝特等。贝特类药物通过激活过氧化物酶体增殖物激活受体α,刺激脂蛋白脂酶基因表达,增加人体中脂蛋白脂酶的数量,有利于分解血液中的甘油三酯,使血液中甘油三酯减少40%~50%。同时还能影响载脂蛋白的表达,有轻微降低胆固醇的作用,能将血清胆固醇下降20%~25%。

虽然人为地将降脂药分为降低胆固醇和降低甘油三酯的药物两大类别,但实际上两者的功能互有交叉。例如,他汀类药物有轻度降低甘油三酯的作用,贝特类药物也能轻度降低胆固醇。

(三)广谱降脂药

临床上还有一些药物对甘油三酯和胆固醇几乎有同等的降低作用或是有降脂以外的其他作用,这类药物被称为广谱降脂药。

1.阿昔莫司

阿昔莫司属于烟酸类药物,抑制游离脂肪酸从脂肪组织中释放,降低血液中极低密度脂蛋白和低密度脂蛋白浓度,从而降低甘油三酯和总胆固醇水平。此外,阿昔莫司似乎对高密度脂蛋白胆固醇有升高作用。

2.普罗布考

普罗布考通过抑制胆固醇合成、促进胆固醇分解,使血液胆固醇和低密度脂蛋白胆固醇含量降低。该药物还有抗脂质过氧化作用,可抑制致炎因子,改善血管内皮功能。

那么,广谱降脂药是否更具优势呢? 并不是。广谱降脂药的降脂作用比较温和, 只能作为前文介绍的降胆固醇和甘油三酯药物的补充或用于不能耐受这些药物的患者的替代方案。

五、服用他汀类药物的注意事项

他汀类药物是降低胆固醇(特别是低密度脂蛋白胆固醇)、防治心脑血管疾病最基础的药物,是治疗动脉粥样硬化,预防心肌梗死、脑梗死,甚至是猝死的重要环节。对于这种需要终身服用的药物,患者一定要了解以下几点。

(一)他汀类药物是否对肝脏造成负担

药物治疗的原则是疗效远大于副作用,其实,生活中使用的绝大部分药物都会对肝脏造成负担,这主要是因为肝脏是人体一切物质代谢的必经场所,大多数进入人体的药物都需要在肝脏代谢灭活后排出体外。还有一部分药物刚刚进入人体时是没有活性的前体药物,也需要经肝脏代谢活化,转化为具有活性的药物后才能发挥作用。这两项工作都是肝脏必须承受之重。只有一小部分药物不经过肝脏代谢,以原型从肾脏或胆道排出体外。而胆道排出的原型药物又必须通过肝内胆管系统。由此可见,绝大部分药物都要通过肝脏代谢,他汀类药物也不例外。

他汀类药物的主要作用机制是抑制肝脏中合成胆固醇的限速酶——羟甲基戊二酰辅酶 A 还原酶,降低内源性胆固醇的合成和血液中胆固醇的水平。胆固醇合成的主要场所是肝脏,因此,他汀类药物的主要工作场所也在肝脏。这样一来,肝脏就成了他汀类药物在人体内的主要"目的地",进入人体后的所有经历,包括工作、灭活、清除都在肝脏内完成。从这一点来说,他汀类药物和肝脏的"缘分"比其他药物更深。

那么,他汀类药物是否会对肝脏造成负担呢? 迄今为止,尚未找到他汀类药物伤肝的证据。反映肝脏损害较敏感的指标是谷丙转氨酶升高。大型临床研究中,他汀类药物所致的谷丙转氨酶升高非常少见。

以阿托伐他汀为例,其几乎全部由肝脏代谢。每天服用阿托伐他汀 10mg、20mg、40mg、80mg 剂量的患者,出现 2 次和 2 次以上转氨酶超过正常上限值 3 倍的概率是 0.2%、0.2%、0.6%、2.3%。由此可见,服用常规剂量的阿托伐他汀(20mg/d),谷丙转氨酶达到有意义升高的概率极低,每 1000 例患者中只有 2 例,且升高的程度与发生率和剂量呈正相关。停药后,谷丙转氨酶可迅速恢复到用药前的水平,无后遗症。综上所述,长期服用中小剂量他汀类药物是安全的。

在临床工作中的标准是:使用他汀类药物时,谷丙转氨酶升高超过上限值的 3 倍可以认为是他汀类药物导致的肝损害,需要停药;低于 3 倍的升高只需要继续观察,大部分患者继续服药后谷丙转氨酶会恢复正常。目前,美国食品药品监督管理局(FDA)指出:他汀治疗中不需要常规监测肝酶。

总之,他汀类药物引起的肝损害非常少见,也很轻微。但是此类药物对于心脑血管的保护作用却是多方面的,因此,不必因为担心肝脏损害就停用他汀类药物。

(二)他汀类药物是否会导致肌肉损伤

临床上有一定数量的患者在服用他汀类药物后会出现肌肉相关的副作用,包括肌肉疼痛、肌无力、肌炎等,极少数患者甚至发生横纹肌溶解。化验检查显示肌酸激酶升高。医学上把这些现象统一命名为"他汀相关肌肉症状"。

此处需解释一下,人体的肌肉分为两种,位于四肢、躯干部位的肌肉属于横纹肌,又叫骨骼肌。位于内脏组织,如胃肠、心脏、血管壁的肌肉称为平滑肌。他汀相关的肌肉症状主要发生在骨骼肌(横纹肌)。

他汀类药物引起的肌肉损伤的总体发生率为 10.49%。患者在服用他汀类药物期间一旦出现肌肉疼痛和肌无力的症状,应该立即与医生沟通,检验血液中的肌酸激酶。如果肌酸激酶升高至大于上限值的 5 倍,就应考虑是他汀类药物引起的肌肉损伤,需要停用。停药后上述症状会很快消失。

若按正常剂量服用他汀类药物,没有过量运动等其他附加因素,则发生横纹肌溶解的情况罕见。即便发生了横纹肌溶解,绝大部分患者停药后都会痊愈,无后遗症。但是横纹肌溶解可引起肾小管堵塞,导致急性肾衰竭。因此,此类患者需要住院观察治疗。

他汀类药物引起肌肉损伤的原因和机制尚不完全清楚。但有一点是肯定的,服用他汀类药物的患者过量运动容易诱发肌肉损伤。曾经有一例中年男性患者,在服用他汀类药物期间在健身房过量运动后出现肌肉疼痛、乏力,肌酸激酶升高 10 倍以上,显然是发生了横纹肌溶解。万幸的是,经过两周的住院治疗,他得以痊愈出院,没有发生急性肾功能损害。因此,服用他汀类药物的患者应该避免剧烈运动。

此外,他汀相关的肌肉损伤与药物的剂量和剂型有关。剂量越大,肌肉损伤发生率越高。因此,使用他汀类药物应该采取最小有效量。什么是最小有效量呢?就是能把胆固醇和低密度脂蛋白胆固醇降到达标范围而使用的最小剂量。他汀类药物瞬间血药浓度的高峰与他汀相关的肌肉损伤呈正相关。因此,他汀类药物的缓剂型一方面可降低服药后瞬间的血药浓度,另一方面可保证血液中持续有效的血药浓度,既能保证疗效又能减少肌肉损伤。

临床上还观察到,高龄、女性、体重指数低的患者容易出现肌肉症状。这类患者用药时需要减量。

(三)他汀类药物引起高血糖,糖尿病患者能否服用

他汀类药物可以导致血糖升高,增加服用者患糖尿病的风险。他汀类药物引起血糖升高的机制还不完全清楚,比较被认可的是乙酰辅酶 A 堆积假说。乙酰

辅酶 A 是人体内胆固醇合成的原料，也是连接糖脂代谢的关键成分。他汀类药物抑制胆固醇合成，必然导致乙酰辅酶 A 在肝脏堆积，从而抑制葡萄糖氧化分解，促进糖异生。糖异生是人体把非糖类物质（脂肪、氨基酸）转化成糖的一种代谢方式。因此，乙酰辅酶 A 增多一方面堵塞了人体内糖的去路，另一方面增加了糖的生产，必然导致血糖升高。

既然如此，糖尿病患者还能服用他汀类药物吗？

糖尿病患者通常伴有动脉粥样硬化。脑梗死、冠心病、心肌梗死是大部分糖尿病患者的常见并发症。从这个角度来看，糖尿病患者应该使用他汀类药物来改善动脉粥样硬化，阻断动脉粥样硬化导致的致命性并发症。那么怎样调和他汀类药物在糖尿病患者中的治疗作用与升高血糖的副作用呢？

一方面要看他汀类药物引起新发糖尿病的风险有多大。他汀类药物对血糖的实际影响很轻微。试验显示，和安慰剂相比，服用他汀类药物使新发糖尿病发生率增加 9%。我国糖尿病的发生率是 10%，服用他汀类药物会使糖尿病的发生率增加到 10.9%。

另一方面，在糖尿病众多的并发症中，危害最大的是动脉粥样硬化。服用他汀类药物必然能降低低密度脂蛋白胆固醇，减少动脉粥样硬化的发生，并因此减少冠心病、心肌梗死、脑梗死、猝死等灾难性事件的发生率。由此可见，服用他汀类药物的益处远高于血糖升高引发糖尿病带来的风险。

此外，在临床工作中，医生会尽量规避这些风险。首先可以通过调整降糖药的剂量、增加运动量、控制饮食等措施来抵消他汀类药物引发的血糖升高。其次可以调整他汀类药物的剂量。推荐使用他汀类药物时要遵循最小有效量的原则，将副作用最小化。当然，不同患者的最小有效量不同，需要制订个体化用药方案。

05 心律失常

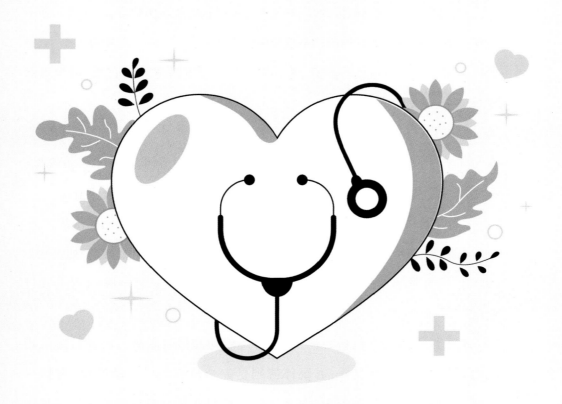

一、心律失常可怕吗？

每个人的心脏都时刻在跳动着。心脏是否跳、跳得快还是慢完全不受意志的控制，它遵循着心脏内设的"时钟"，周而复始，稳定、持续地跳动。

心跳是怎么产生的呢？心脏装配有一套完整的"电路"，叫传导系统。电流沿着传导系统从上至下传导，到达心肌后，"点亮"每一个心肌细胞，心肌细胞将电能转换为心肌收缩舒张的机械能，促使心肌收缩、舒张。每一次心电脉冲到达心肌细胞就促成一次心电与机械收缩的耦联，形成一次心跳。持续、规律发放的心电脉冲保证了心跳的节律，也使心跳永不停歇。

人一生中的心跳总数大约是 30 亿次。在漫长的生命历程中，心跳当然做不到零差错，心跳发生的任何差错事故都叫作心律失常。心跳的差错有大有小，患者自己完全觉察不到小的差错，更不需要治疗，大的差错危害严重，甚至可能致命。

医学上对心跳的描述有两个词，"心率"和"心律"。第一个"心率"表示心跳的频率，即心跳的快慢；第二个"心律"表示心跳的节律，即心跳是否规律。心跳频率过快、过慢、节律不整、乱跳都属于心律失常，也叫心率不齐。

按频率可以将心律失常分为两大类：快速性心律失常和缓慢性心律失常。

快速性心律失常可以是单纯的心跳过快也可以是心跳又快又乱，如窦性心动过速、房性早搏、房性心动过速、心房扑动、心房纤颤、室性早搏、室性心动过速、心室扑动、室颤。

缓慢性心律失常包括心动过缓、心跳停搏和传导阻滞。心动过缓是指心电延迟发放，心跳变慢；心跳停搏则是完全没有心电活动产生，漏掉一次甚至几次心跳；传导阻滞则是指心脏电信号在传导系统中传导缓慢甚至被阻滞在某处而传不下去。心动过缓、停搏和传导阻滞的原因是心脏电路发生病变或老化,导致电信号生成减少和传导困难。常见的缓慢性心律失常有窦性心动过缓、窦性停搏、窦房传导阻滞、房室传导阻滞、室内传导阻滞。

上面提到的名词很多,但 90% 的心律失常对人体健康都无大碍,不需要治疗,不需要吃任何药。正常人如果接受 24 小时动态心电图检查,绝大部分人都会有早搏,完全没有早搏的人非常少。一些轻微的窦性心动过缓,持续几十年都不会对健康产生影响。需要治疗的心律失常只占 10% 左右。那些即刻危及生命的心律失常,如室颤和心室扑动,基本上是万里挑一的概率。

 二、窦性心律不齐是一种病吗?

(一)什么是窦性心律?

心脏"电路"传导的心电来自何处呢? 正常情况下,心电发源于窦房结,又被称为心脏的最高起搏点。人体的心电信号由窦房结产生,然后沿着传导系统的固定路线向下传导,最终传送到每一个心肌细胞(图 5-1)。这就像一个国家的政令由中央政府发出,依次下传到各个省市,再到县、乡、街道办事处,最后传达到千家万户。所以,正常人的心脏跳动由窦房结掌控。由窦房结发出的心电信号启动并维持的心跳节律就是窦性心律。窦性心律就是正常人的正常心律。

正常人窦性心律的频率是 60~100 次/分。大于 100 次/分的叫作窦性心动过速,小于 60 次/分的叫作窦性心动过缓。

(二)窦性心律不齐是病吗?

从理论上说,窦房结每一次发放心电脉冲之间的间隔时间都应该相等,频率应该绝对匀齐,但实际上这是不可能的。真实的情况是,各个心跳之间的间隔并不完全相等。所以在心电图学上,把同一次心电图记录中,最长间隔时间与最短

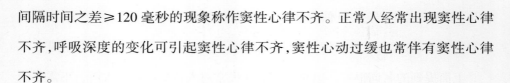

间隔时间之差≥120毫秒的现象称作窦性心律不齐。正常人经常出现窦性心律不齐，呼吸深度的变化可引起窦性心律不齐，窦性心动过缓也常伴有窦性心律不齐。

乍一看，心跳间隔120毫秒，似乎时间很长，但仔细计算可知1秒等于1000毫秒，120毫秒只有0.12秒，人的感觉器官感知不到这样微小的差别。所以窦性心律不齐本身不产生任何症状，也不对心脏造成伤害，属于正常的生理现象，不属于心脏疾病。

如果患者的心电图上有窦性心律不齐的诊断，不需要服药，运动、购物、旅游或者家务劳动是比较好的治疗措施。如果患者伴随有基础心脏病，如冠心病、心瓣膜病、心肌病、心力衰竭等就需要进行治疗，但治疗的目标是对基础的心脏病进行治疗，而不是窦性心律不齐。

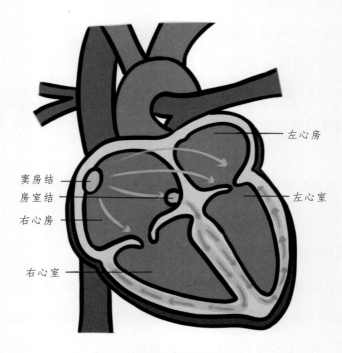

图 5-1 心电信号传导顺序。

三、心跳的快慢与寿命的长短有关吗?

事实上,静息心跳偏慢的人寿命更长。请注意,这里强调的不是广义的心跳而是静息心跳(静息心率)。 静息心率是指在清醒、安静、不活动的状态下每分钟的心跳次数,通常特指窦性心律。目前公认的标准是,成年人静息心率的理想范围是 55~70 次/分。如果心跳超过 80 次/分就不能算作理想状态。

研究显示,与静息心率低于 70 次/分的人相比,静息心率为 70~89 次/分的人群平均寿命减少 3 年;90~99 次/分的人群平均寿命减少 8 年; 如果超过 100 次/分,平均寿命可能会减少 13 年。

静息心率主要反映的是基础代谢率。静息心率偏快的人基础代谢率增高,体内的甲状腺素,交感肾上腺素分泌亢进。这使得全身各器官系统时时刻刻都在高强度运转,会过早消耗和损伤器官组织结构,所以对人的寿命有如此大的影响。

静息心率不包括在运动、约会、探亲、访友时的心跳。进行这些活动时,人体会释放出令人愉悦的多巴胺和内啡肽, 由此带来的益处足以抵消短时间心跳加快的不良影响。

在日常生活中既不必害怕良性刺激引起的心跳加快, 又要尽力避免恶性刺激导致的心动过速。像体育锻炼、亲友聚会、跳舞唱歌、观看比赛和听音乐会都属于良性刺激,这种刺激无须回避,可以尽情享受。

而下面这些恶性刺激需要尽量避免:

(1)精神刺激:紧张、焦虑这些精神因素会引起交感肾上腺素、肾素血管紧张素、肾上腺皮质醇瞬间大量释放。本人之前骑自行车时,突然遇到紧急情况,在用力捏刹车的同时,感觉心脏也被紧紧地"攥了一下"。同样的,开车时遇到突发情况,踩刹车的同时,心跳会瞬间飙升。这都是激素大量分泌导致心脏用力收缩,心跳加快的结果。当然,这些突发刺激是自身不可控的,但是可以尽量把这些刺激对自身的影响降到最低,这样才能有一个良好的身心状态。

(2)吸烟、饮酒、刺激性饮料:这些不良生活习惯是日常生活中最常见也最容易被忽视的恶性刺激。戒烟、限酒自不必说。喝咖啡、喝茶时不仅要限量,还要避免浓度过高,因为咖啡和茶里面都含有咖啡因。短时间摄入过多的咖啡因会瞬间提升心率。

(3)饮水量不足:不及时喝水,特别是在出汗量大时,会引起机体缺水、有效血容量不足、血压下降、心跳反射性加快,导致心动过速。建议不要等到口渴才喝水,而且要喝富含电解质(钠、钾)的水,从而有效恢复血容量。

(4)睡眠不足:失眠时会感觉到心慌,心跳加快或心跳很重。这是由失眠引发的焦虑,导致激素分泌增加。当难以入睡时,可以考虑服用安眠药。现已将安眠药更名为助眠药。

(5)妊娠:妊娠女性的心脏要负担两个人的供血。到妊娠末期,子宫接受的供血量占母体全身供血量的 1/5,心脏的泵血量需要增加 30%~50%,这必然导致心跳加快。

(6)甲状腺功能亢进(简称"甲亢"):甲亢患者最常见的症状是心动过速,更严重者还会出现房颤。如果怀疑自身患有甲亢,可以到医院接受甲状腺功能检查。甲亢好转后心率自然会恢复正常。

(7)疼痛:身体任何部位的疼痛都可以引起应激反应,使激素分泌增加,从而导致心率加快、血压升高。只要疼痛消失,由此引起的心跳加快也随之消失。

(8)肥胖:肥胖者心跳偏快。与体重 50 千克的人相比,70 千克的人就相当于负重 20 千克前行,心跳和心脏负担都必然增加。食用违规加入甲状腺素的减肥药是引起心跳加速的常见原因。所以,相比于食用减肥药,锻炼减肥才是持续降低心率最简单、最有效的方法,一方面可以减轻心脏负担;另一方面可以增加心功能储备,还可以促进大脑分泌多巴胺,使心情愉悦。

如果上述方法仍不能控制心率,可采用药物治疗,但应在医生的指导下选择适合自己的药物。

虽说静息心率偏慢是健康的表现,但不是越慢越好。心跳减慢,特别是低于 50 次/分,属于心动过缓。为了保证每分钟的心输出量不减少,每次心脏收缩时泵出的血量就必须相应增加, 这就要求心肌收缩强度增加。如果心率过慢,每搏输出量的增加无法弥补心动过缓造成的心输出量减少,就会导致全身缺血,特别是脑缺血的症状,如疲乏无力、头晕、虚脱等。

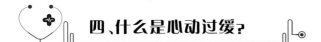

四、什么是心动过缓?

心动过缓的定义是心率<60 次/分。心动过缓包括窦性心动过缓、窦性停搏、窦房传导阻滞、房室传导阻滞、室内传导阻滞等,这些都被归入慢性心律失常的范畴。

根据心动过缓是否对人体有害, 可以分为生理性心动过缓和病理性心动过缓两大类。

(一)生理性心动过缓

生理性心动过缓很常见。运动员的心率通常都比较慢,这表示他们的心脏储备功能好。生理性心动过缓的条件是没有基础心脏病,心功能较好,而且心率通常都不低于 50 次/分。这种情况的心动过缓不会引起任何症状,也不会对人体产生伤害。

(二)病理性心动过缓

由疾病引起的心动过缓叫作病理性心动过缓。常见原因有药物、缺血、急性炎症、传导系统退行性变等。

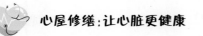

1.心脏电路老化

大部分老年人的心动过缓都源于传导系统退行性变，即心脏电路老化。近100年来，人类的寿命显著延长，但人类身体的进化速度却远远赶不上寿命延长的速度。人体那些零部件被设定的寿命就是40年左右。现在这些零件都是超期服役，老化在所难免。从这个意义上来讲，不是人类更容易生病，而是现阶段的常见病、多发病都是长寿的代价。

2.药物

引起心动过缓的另一个常见原因是药物。β-受体阻滞剂（倍他乐克、比索洛尔、索他洛尔等）、地尔硫䓬、维拉帕米、伊伐布雷定等都是临床上治疗心动过速的常用药物，但这些药物最常见的副作用就是心动过缓。一旦用药过量，或者虽然使用了正常剂量，但服药者心脏电路老化，承受不起正常剂量的抑制作用，都会出现心动过缓。因此临床用药需要个体化，不同患者，同一患者的不同时期，同一种药物与其他不同的药物搭配时，需要的药物剂量都不同。

3.缺血

缺血是引起心动过缓的常见原因。下壁心肌缺血或下壁心肌梗死时，迷走神经受到刺激，兴奋性增加，从而发生心动过缓。前壁心肌缺血或梗死时，缺血波及心脏电路，导致心脏电路受损，传导减慢，甚至因为电路坏死，心电不能传导下去而出现完全性传导阻滞。

缺血可以引起心动过缓，血流恢复时也可能发生心动过缓。下壁心肌梗死经过介入治疗或者溶栓使血管再通后，血液突然涌入曾经缺血的心肌，会引起再灌注损伤，发生心动过缓，这被称为再灌注心律失常。心肌再灌注导致的心动过缓较严重，有致命的风险。

4.其他

病毒性心肌炎、风湿性心肌炎也可能伤及心脏电路,导致心动过缓。这两种情况多见于青少年和儿童。

上面各种原因引发的心动过缓大部分是可逆的。也就是说,经过一段时间的观察或治疗,这些心动过缓可以完全消失。不可逆的心动过缓是指病因无法消除,或者虽然病因消除,但留下了永久性心脏电路损害的情况,如一小部分缺血和炎症引起的电路坏死,以及所有的传导系统老年性退行性变。

 五、心动过缓的治疗方法

大部分的心动过缓不需要治疗,只有一小部分的心动过缓需要治疗。然而,大多数的心动过缓无药可治,只有少数的心动过缓可以治疗。

心动过缓的治疗包括对因治疗和对症治疗两大类。

(一)对因治疗

对因治疗旨在去除导致心动过缓的病因。

对于药物所致的心动过缓,停药就是最有效的对因治疗,停药后几小时,最多不超过一周,心动过缓即可自然消失,心跳也可恢复正常。在停药后等待心跳恢复的时间段内,如果心率没有慢到危及生命的程度,就不需要治疗。随着时间的推移,体内的药物浓度会越来越低,只要今后不再使用抑制心率的药物即可。

对于心肌缺血或心肌梗死引起的心动过缓,恢复心肌供血是最有效的对因治疗。在电路完全缺血坏死之前,疏通堵塞血管,恢复供血,心动过缓即可逐渐消失。这种情况下,时间仍然是决定性的因素,争分夺秒地疏通堵塞血管,恢复心肌供血,是最好的治疗方法。如果延误血管再通的时间,可能影响心脏电路的寿命,甚至危及人的生命。大部分心肌缺血或心肌梗死的患者恢复心肌供血后心动过

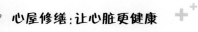

缓会逐渐消失，等待的时间长短不一，少则几分钟，多则几周，主要取决于心肌缺血的程度和持续时间的长短。只有极少部分患者的心动过缓终身难以恢复。

(二)对症治疗

对症治疗就是通过药物或手术将患者的心率提高到安全线以上(即>50次/分)，保证患者的生命安全。

缺血和再灌注引起的心动过缓来势汹汹，心率常常在极短的时间内降至安全线以下，甚至直接危及生命。一旦发现，必须果断采取抢救，包括药物和临时起搏器治疗。

常用的抢救药有阿托品、多巴胺、异丙肾上腺素等。这些药物都必须快速静脉推注或静脉滴注，以求在几秒至几十秒内发挥作用。植入临时起搏器也应在数分钟内完成，然后马上开机。

医生在对急性心肌梗死患者行介入手术时，如果预判到可能发生缓慢性心律失常，就可以提前将抢救药物抽进针管，将临时起搏器鞘管预装到位。一旦心率开始下降，马上静脉推药，使导管入鞘，挽救患者的生命。等心率恢复到安全线以上后停止用药，撤出起搏器。这个等待过程可能是几小时，也可能是几天。

对于药物导致的心动过缓，停药等待期间如果心跳过慢，也需要辅助用药或用临时起搏器将心率维持在安全线以上。

上面介绍的治疗方法都是针对可逆性心动过缓的短时间抢救级别的治疗。经过这些对因治疗和对症治疗，大部分的心动过缓可以恢复正常，只有极少部分最终会演变成不可逆性心动过缓。

(三)无须用药的心动过缓

大部分不可逆性心动过缓的原因是电路老化，一小部分是由于严重缺血和炎症引起心脏电路坏死。在这些患者中,许多患者的心动过缓是逐渐发生的,没有达到危及生命的程度,甚至不影响健康,对这样的患者完全不需要治疗,只需要密切观察其心跳频率,提醒他们每年到医院进行一次动态心电图检查即可。

(四)无法根治的心动过缓

心率低于安全线(<50 次/分)且不可逆性的心动过缓必须进行治疗,但无法根治。

心脏电路老化是随着年龄的增长逐渐加重的,目前还没有能让心脏电路"返老还童"的药物。缺血坏死的电路同样无法恢复,因为市面上也没有让心脏电路"起死回生"的药物。

一些患者由心肌缺血引发心动过缓,在服用了一些能够提高心率的保健品后恢复正常。但实际上,这些患者的缺血只引起心肌和心脏电路"冬眠",没有完全出现坏死。在其服用抗血小板药、调血脂药、冠状动脉保护药后,随着缺血的改善,"冬眠"的心脏电路苏醒过来,心动过缓也随之消失。

此外,心动过缓的急救药不能用于长期治疗。药物能够长期使用的前提条件有 2 个:一是要有长期给药的途径,如有口服制剂或者像胰岛素那样有安全的注射途径;二是副作用小。

上面提到的多巴胺、阿托品和异丙肾上腺素都不具备这两个基本特点。多巴胺至今没有口服制剂,必须持续静脉滴注。而且多巴胺静脉点滴要求不能渗漏到血管外的皮肤和肌肉中,否则会引起组织坏死。此外,多巴胺静脉点滴对速度要求非常严格,速度过慢则没有效果,速度过快会引起恶心、呕吐、心动过速、心律失常,所以需要在医院用输液泵来控制静脉滴注的速度。

异丙基肾上腺素曾经有口服制剂,用于治疗心动过缓和支气管哮喘,但是副作用过于严重,很容易引起心肌缺血,还可能诱发室性期前收缩(简称"室早"）、室性心动过速（简称"室速"）、室颤。

阿托品也曾经有口服制剂，用于治疗胃肠道痉挛。它的副作用之一是心动过速，这可以治疗心动过缓，临床上也曾经用于短时间提高心率。其他的副作用有瞳孔散大、胃肠道蠕动减慢导致便秘，最突出的副作用是膀胱逼尿肌功能减弱，尿道括约肌收缩，引起排尿困难。短时间静脉使用阿托品的患者，特别是老年患者，几乎必备导尿管。

现在没有可以用于长期治疗心动过缓的安全、有效的药物。针对心脏电路故障导致的不可逆性心动过缓，唯一可行的治疗手段是植入人工心脏起搏器。这相当于为心脏提供了一套新电路，补充原有电路的功能，甚至完全取而代之。

 六、心动过缓的起搏器治疗

（一）起搏器简介

在过去相当长一段时期内，人类对不可逆性心动过缓几乎束手无策。面对心脏停搏、完全性房室传导阻滞这些致命性心动过缓，只能眼睁睁地看着患者反复晕厥直至死亡。

1958 年 10 月 5 日，瑞典斯德哥尔摩 Karoliaska 医院的胸外科医生 Ake Senning 首次为完全性房室传导阻滞患者 Arne Larson 植入了埋藏式心脏起搏器。起搏器延长了该患者的寿命，该患者终年 83 岁。他的一生更换了 25 台心脏起搏器。心脏起搏器被评为 20 世纪最伟大的健康发明，它使数以百万计的心动过缓患者重获新生。

起搏器刚刚问世时，它的电池平均寿命只有 2 年。现如今，起搏器电池平均寿命已经达到 10 年以上，患者已经不需要如此频繁地更换起搏器了。在起搏器有效工作的年限内，它会兢兢业业地为心脏的正常工作保驾护航。

目前,临床常用的起搏器分为 4 大类:单腔起搏器、双腔起搏器、抗心力衰竭起搏器(CRT)、除颤起搏器。各大类起搏器又分出多种亚型,如根据起搏部位不同单腔起搏器又分为心室起搏的 VVI 起搏器和心房起搏的 AAI 起搏器。各类起搏器还互有交叉,如抗心力衰竭起搏器和除颤起搏器常常合称为抗心力衰竭除颤起搏器(CRTD),上述起搏器统称为传统心脏起搏器。其中,临床使用最多的是双腔起搏器,使用率约为 80%;其次是单腔起搏器,使用率约为 10%;还有一些严重心力衰竭的患者需要比较复杂的抗心力衰竭起搏器;恶性心律失常的患者还需要功能更复杂的除颤起搏器。

传统心脏起搏器的组成包括两部分:脉冲发生器和电极导线。

(1)脉冲发生器由电池和集成了各种电子元件的电路板组装而成,再被密封在钛容器中。脉冲发生器只有一元硬币大小,厚度约为一元硬币的 3 倍,具有抗腐蚀、抗排异的作用。

传统心脏起搏器中的电池就是一台小型供电机,一方面给心脏发送电信号,激发心肌产生电活动,通过电机械耦联转化为机械活动使心肌收缩舒张;另一方面为集成电路板提供工作用电。

电路板的工作就是使起搏器有序发放电信号。它可以感知心脏自身的心电信号,并判断心脏自身心电信号是否能满足需要。如果心脏的心电信号发放频率过低,不能满足人体的需要,起搏器就通过脉冲发生器发放电信号予以补充。心率<60 次/分时,起搏器中的脉冲发生器即可开始工作;如果心率达到60 次/分及以上,脉冲发生器就停止发放电信号。脉冲发生器是起搏器的核心部件,因此在医生口中常常被直接称作起搏器。脉冲发生器的电路板和电池是一体的,所以起搏器并不能单独更换电池,而是要更换整个脉冲发生器。

(2)电极导线是柔性绝缘的电线,充当脉冲发生器和心肌之间电信号传递的纽带。

（二）起搏器治疗的适应证

根据治疗的紧迫性，起搏器治疗的适应证可以分为三个级别：维持生命、提高生活质量、保证用药安全。

1.维持生命

有严重窦性心动过缓（心率持续低于 50 次/分）、窦性停搏、二度Ⅰ型房室传导阻滞、颈动脉窦过敏性晕厥的患者随时可能出现晕厥、心源性脑缺血综合征（阿-斯综合征）等致命情况。此时，植入心脏起搏器是唯一能够保证患者生存的手段。

2.提高生活质量

在临床上对起搏器有刚需的患者毕竟是少数，大多数患者面临的是提高生活质量的问题。慢性心动过缓的患者在年轻时可以没有症状，进入老年后，心肌收缩力减弱，此时如果再出现心动过缓的症状，就会导致每分钟心脏的泵血量降低，全身供血不足，出现头晕、乏力、倦怠等症状。机体为了适应这种低供血状态，不得不降低全身各项功能。因此，许多患者过早出现全身功能衰退的症状。植入心脏起搏器，提高心率，改善全身供血后，患者的情况即可好转。

3.保证用药安全

有许多窦性心动过缓的患者，到后期常常继发房早、房扑、房颤等情况，这被称为心动过缓-心动过速综合征，又称为慢-快综合征。顾名思义，就是在心跳缓慢的基础上又继发了快速性心律失常。慢-快综合征的患者平时可出现持续的窦性心动过缓，而且会经常突然出现快速心律失常。这些快速心律失常呈阵发性无规律地发作，而且通常在午夜发作。患者经常在深夜被剧烈的心慌或心跳惊醒，随后可能出现呼吸困难、心绞痛、低血压、晕厥等危及生命的症状。出现上述情况时，必须马上将患者送往医院急救。

一般来说,治疗快速心律失常的药物都会使心率在原有基础上减慢,所以,对此类患者使用预防和治疗快速心律失常的药物会使原本过缓的心率进一步减慢,直接危及生命。想要用药预防快速心律失常,同时保证用药安全,就必须首先植入起搏器,确保无论使用何种药物,心率都不低于预期水平。

某位患有窦性心动过缓伴阵发性房颤的患者,曾经因突发快速心律失常而反复到医院急诊科就诊,直到安装了起搏器并加用了 β-受体阻滞剂（索他洛尔）后才终于摆脱了这种噩梦般的生活。

 ## 七、植入起搏器的患者应该注意的问题

传统心脏起搏器植入后,患者经常会遇到的也是最关心的问题如下。

(一)起搏器植入后需要卧床吗?

起搏器植入后的患者通常被要求平卧一段时间。多数患者认为手术后卧床是必要的,因为活动会使伤口出血、开裂,所以患者术后常常一动不动地平卧于病床上,以极大的意志力克服着腰酸、下肢痛、头痛、背痛、便秘、尿潴留等问题。大部分患者会发生起搏器植入侧的肩周炎,个别患者因此出现下肢静脉血栓,引发肺栓塞等严重的并发症。其实患者的这些想法和做法都是错误的。

起搏器植入手术分为两部分。一部分是植入电极导线,经锁骨下静脉将电极导线的一端送至心脏的适当位置加以固定。另一部分是植入脉冲发生器,通常将它"埋藏"在前胸部、锁骨下区、皮下组织的囊袋中。手术造成的创口很小,只有 5cm,最多需要缝 5 针。脉冲发生器植入完成后将电极的另一端插入其中,整个起搏器就可以开始工作了。手术全过程只需要约 1 小时,在局部麻醉下进行。

起搏器植入手术不需要开胸剖腹,创口也不经过关节活动部位,所以创伤很小,愈合很快,几乎没有裂开的风险。创口也几乎没有出血的风险,因为术中止血

是手术医生的主要工作。除非患者有凝血功能障碍或手术前没有停用抗凝和抗血小板药物（如华法林、利伐沙班、阿司匹林、氯吡格雷等）。所以起搏器术后患者活动不会影响到创口的愈合。

术后卧床与肉眼可见的皮肤创口无关，主要是针对植入心腔的电极。之前的电极是接触式的，手术医生给电极施以一定的张力，使它紧贴到心腔内表面。这种张力一旦遇到外力的干扰就会减弱，如果干扰过大还会发生电极脱位。只有当电极与心腔表面的接触点通过炎症反应"粘"在一起后，脱位的风险才会消失。这个过程大约需要7天。所以，以前起搏器手术后都要求卧床7天。

为了克服这种弊端，科学家们对电极进行了两种改进。一种是在电极头端设计出"倒刺"，方便其"挂"在心内膜的肌小梁上；另一种是把电极的头端设计成一个螺丝，当电极到达指定位置后，在体外用特定的工具旋转电极尾部，把电极拧进心肌里。这就是现阶段临床使用最广泛的螺旋电极。螺旋电极的稳定性明显强于接触式电极。但是，患者用力翻身、咳嗽，医护人员搬动患者不当等仍有可能引发心房电极脱位。

电极脱位对医生和患者都是一场灾难，需要拆开囊袋，重新把电极放置到位后再重新缝合伤口。更可怕的是，需要重新计算卧床时间。

此外，每台手术电极植入的确切位置、导线张力、心肌状况不完全相同，所以术后的卧床时间应该听从手术医生的意见。这里给出的仅为指导性建议。

（1）术后平卧6小时，要求固定手术一侧的肩关节不动，对侧上肢及双下肢所有关节都可以主动运动，而且必须活动。同侧手肘和手腕关节在他人帮助下进行被动运动。这样做的目的是减轻患者痛苦，防止深静脉血栓形成，避免电极脱位。

（2）6小时后可抬高床头30°~45°，采取半卧位，同时继续保持上述可以活动的关节继续活动。

（3）24 小时后可以下床做轻微活动。皮肤创口愈合的时间是 7 天左右。所以患者需要住院 7 天，拆线后方可出院。

(二)植入起搏器的患者出院后能正常生活吗?

很多患者认为装了起搏器会影响生活质量，使生活受限。其实装了心脏起搏器的患者可以过上完全不受限制的生活。

本人之前接诊过一位 60 岁的患者，在 30 年前因为三度房室传导阻滞而接受了心脏起搏器植入手术。在术后的 30 多年里，他的生活并未受到影响。

安装起搏器后的生活状态主要取决于患者的基础心脏情况，如果心肌、心瓣膜、冠状动脉都完好无损，仅有心脏传导系统(心脏电路)的病变，这样的患者安装起搏器后的生活、工作、运动不受任何影响。而且这样的患者通常只需要双腔起搏器，费用较低，性价比却很高。

心力衰竭晚期的患者通常需要安装带有抗心力衰竭和除颤功能的起搏器。安装这种起搏器的患者基础心脏病都很复杂，不是有严重心力衰竭就是有致命性心律失常，或者二者兼有。给此类患者植入起搏器的目的是预防猝死，减慢心力衰竭的进程，根本不能用体力劳动或体育活动这些高标准来严格要求这类患者。

患者术后 7 天拆线出院后，无论是"粘"在心内膜的电极还是拧进心肌的电极都还不够牢固。如果干扰力度过大，电极仍然有脱位的风险。因此，起搏器植入后 6 个月内，手术侧上肢不能抬高过肩，且应避免做扩胸运动、上肢外展运动。6 个月后，等电极和心肌牢牢地"长"在一起后，活动不再受限。

虽然术后 6 个月内术侧上肢不适合大幅度活动，但是也没必要随时随地扶住术侧的手臂，轻言慢步，这样不利于身心健康。

(三)起搏器植入术后能坐飞机吗?

飞机的起飞和降落过程对起搏器都没有影响。既不会影响起搏器功能,也不会导致电极脱位,更不会使起搏器掉落。但是乘飞机前要经过严格的安检程序,安检门和手持安检仪的工作原理都涉及电磁感应和磁场强度问题。这是否会对起搏器产生影响?

我国关于安检门磁场强度的国家标准为:在探测区左右边界各 150mm 的区域中,任意一点的磁感应强度都不能超过 $30\mu T$。手持安检仪的国家标准为磁场强度在其外表任一点都不能超越 $20\mu T$。而地球本身就是一个大磁场,其本底磁场强度,在赤道地区最低,为 $29{\sim}40\mu T$;在两级最高,北极约为 $61\mu T$,南极约为 $68\mu T$。由此看来,无论是安检门还是手持安检仪的磁场强度都低于地球本底磁场强度的最低值。因此,安检门和手持安检仪不会干扰起搏器工作,植入起搏器的患者走过安检门是安全的。但是,检测到起搏器后安检门或手持安检仪会报警,这会引发现场混乱。所以植入起搏器的患者可以提前告知安检人员,最好在医院开一个起搏器植入证明,可以免检入内。

(四)植入起搏器的患者能使用手机吗?

手机信号属于电磁波。电磁波是指一大类不同波长、不同频率、不同能量的波。γ射线、X射线、紫外线、可见光、红外线、微波、无线电波都属于电磁波。电磁波是否有害取决于它的波长。波长越短,频率就越高,单份波的能量也越强,穿透力和伤害力就越大。

手机电磁波的波长范围是 $30{\sim}40cm$,频率为 $820{\sim}960MHz$。而肉眼能感知到的可见光波长是 $380{\sim}780nm$,频率范围是 $4.2\times10^{14}{\sim}7.8\times10^{14}Hz$。手机电磁波的频率比可见光的最低频率低十万倍,能量比可见光要弱许多,对人体根本没有穿透力,更不会对起搏器产生影响。

只要植入起搏器的患者不避可见光,白天能出门,就可以放心地使用手机,不用担心手机会干扰起搏器功能。

(五)植入起搏器的患者能用微波炉吗?

微波炉是通过发射微波,首先使食物中的极性水分子以每秒 24.5 亿次的速度高频震动,产生热量,再带动周围低极性的食物分子,使它们一起震动,从而达到加热食物的作用。

微波的本质是电磁波。微波炉就是一台电磁波发射器,利用其内部的磁控管,将电能转变为电磁能。微波的波长在 12cm 左右,对应的频率为2450MHz。这个波长比手机信号的波长短了 3 倍,相应的,其穿透力和伤害性比手机信号更强。然而,其波长和穿透力还是不如可见光。只要植入起搏器的患者白天能出门,不怕可见光,就没有必要担心微波炉,更不用担心使用微波炉会干扰起搏器功能。

当然,微波会引起物质中的极性分子(如水分子)发生高频震动,使物体发热。假如把手放在微波覆盖的范围内,手会像被烧灼一样,发热、发烫,最后会被烧伤。这可能对人体和起搏器都有不良影响。

为了防止这样的事情发生,微波炉设置有严密的防护措施。首先在微波炉墙体 6 个面中,有 5 个面是金属平面,没有缝隙,电磁波根本无法透出。只有微波炉正面的门设计成了透明板,目的是让人能观察到里面食物的情况。这一面是电磁波唯一可泄漏的地方。然而电磁波可以被远小于其波长的金属网屏蔽。如果要挡住 12cm 长的电磁波,金属网眼的宽度需要小于 6cm,所以在微波炉透明的正面,有一层非常细密的网格,其空隙只有几毫米,远远小于 6cm。因此,微波炉工作时,电磁波被牢牢地封闭在内部空间里,没有任何泄漏的可能。微波炉开门时会自动停止工作,不会有微波产生。

任何人使用微波炉都是安全的,使用微波炉对植入的起搏器和患者不会有任何影响。

(六)植入起搏器的患者能做磁共振吗?

传统心脏起搏器分为不兼容磁共振的和兼容磁共振两大类。早期的心脏起搏器都不兼容磁共振。这类起搏器在强磁场中会产生热量,可能会灼伤心肌,甚至造成心肌穿孔。此外,强磁场会干扰起搏器,使起搏器将电磁信号误感知为心脏自身心电信号而停止发放电脉冲。对于起搏器依赖的患者,这是很严重的,甚至会造成心脏停搏而导致死亡。所以,植入不兼容磁共振起搏器的患者不能做磁共振检查。新一代的传统起搏器基本都是兼容磁共振的起搏器, 允许进行全身3.0T 的磁共振检查。起搏器已经不再是患者做磁共振检查的障碍。

 ## 八、给心脏供电的"胶囊起搏器"

在心脏起搏器问世以来的半个多世纪里,随着制造技术和工艺的快速发展,传统心脏起搏器在不断更新迭代, 寿命从刚开始的 2 年增加到现在的 10 年以上;体积由类似小型收音机的尺寸缩减为类似薄火柴盒的尺寸;功能不断完善,最早仅有单腔心室固定频率起搏器, 后来依次有了心房心室双感知双起搏的双腔起搏器、频率自适应双腔起搏器、除颤起搏器、抗心力衰竭三腔起搏器。然而这些改进仍然限制在传统人工心脏起搏器的范畴。

传统人工心脏起搏器包括脉冲发生器和电极导线两部分, 需要在患者的前胸部皮下做一个囊袋藏匿脉冲发生器,还需要将电极导线沿着静脉送入心脏,越过三尖瓣到达右心室指定位置。传统心脏起搏器植入术总伴有电极导线和囊袋相关并发症的风险,术后远期还可能发生三尖瓣反流等心脏结构性损害。

针对传统起搏器的种种不足,1970 年人类开始了无导线起搏器的设想。经过 43 年的艰难探索,2013 年,在奥地利一家医院实现了首例无导线人工心脏起搏器的植入,开辟了起搏器的新范式。

与传统心脏起搏器相比,无导线心脏起搏器有如下优点。

(1)体积小,比传统起搏器缩小 90%,重量不足 2 克,只有一粒胶囊的大小和重量,因此获得了"胶囊起搏器"的称号。

(2)胶囊起搏器没有电极导线,无须再顾虑电极脱位、三尖瓣被电极损伤等并发症, 也不需要像传统起搏器那样术后静卧 6~12 小时,6 个月内植入侧的肢体不能剧烈运动。无导线起搏器植入术后 1~2 小时患者就可以下床活动,两天后即可恢复正常的工作和生活。

(3)胶囊起搏器(图 5-2)可直接放置到右心室,不再需要胸前皮下的囊袋,因此无皮肤切口,不留下瘢痕,避免高龄、消瘦患者出现起搏器褥疮、囊袋出血、囊袋感染等并发症。

(4)手术操作简单。手术时间只需要 30 分钟左右。

(5)无导线起搏器寿命更长,预计寿命都在 12 年以上,减少了起搏器更换的频率。

(6)胶囊起搏器全部具有磁共振兼容功能,患者可以放心地接受 1.5T 和 3T 的全身磁共振检查。

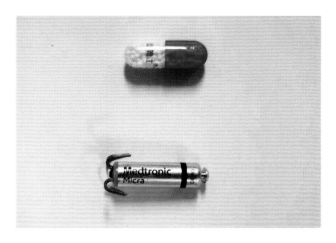

图 5-2　胶囊起搏器。

总之，传统起搏器术后需要注意的问题，对胶囊起搏器来说都不是问题。

然而，胶囊起搏器的应用还很受限，因为目前临床使用最多的传统起搏器是双腔起搏器，而目前上市的第一代胶囊起搏器仅有心室单腔起搏功能，达不到传统的双腔起搏器那样按照心脏电流的顺序模拟生理起搏的功能。仅此一项，就排除了绝大部分需要接受起搏器植入术的患者。

所以，胶囊起搏器主要适用于儿童患者，因为儿童植入传统起搏器后制动困难，容易发生电极导线断裂脱位，而且儿童会不断长高，因此，需要预留的导线长度是一个难题。此外，对于仅需单腔起搏的老年患者，胶囊起搏器也是一个不错的选择。中青年患者更适合传统双腔起搏器，很少选择胶囊起搏器。

可喜的是，胶囊起搏器面临的窘境将很快被打破。2020 年 2 月，FDA 批准上市了第二代无线起搏器。该款胶囊起搏器具有心室起搏、心房感知、心室感知的部分传统双腔起搏器功能（简称"VDD"）。当胶囊起搏器感知到心房收缩时，将延迟 80 毫秒起搏心室，从而实现了生理性房室顺序起搏。2022 年 2 月，全球首例真正意义上的双腔无导线起搏器植入术完成，实现了生理性的心房心室感知和心房心室顺序起搏的功能。2021 年美国克利夫兰诊所宣布，已成功为 2 例患者植入了无线起搏除颤系统，且相信该系统未来将替代传统的除颤起搏器。

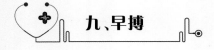

九、早搏

(一)早搏的定义

心脏早搏的症状包括以下几种：突然感觉心脏重重地跳了一下或几下；突然感觉心脏被人使劲"攥"了一下；突然有一种从半空中掉落的失重感；突然感觉咽部发紧并咳嗽；感觉心脏跳动不均匀。

窦房结发出的每一个心电信号传导到心肌细胞后都表现为心电图上的一个PQRST 波群。图 5-3 中两条粗竖线内是一个心电信号在 4 个不同导联上表现出来的 4 个不同形状的 QRS 波群。每一次下传的心电信号都会激发一次心脏收缩,产生一次心跳。

正常情况下,窦房结产生的心电信号沿着窦房结→心房→房室结→心室这样的固定路线,单向不循环地向下传导,最后到达全部心肌细胞,主宰全心的搏动。

然而,心房、房室结、心室等部位时常在窦房结之前发出心电信号,控制心脏,提前引发心跳,这就是早跳,又称早搏或期前收缩。

在图 5-4 的心电图中可以看到,有许多长相怪异、宽大畸形的波形提前出现,这就是早搏。图中是典型的室性早搏。

根据起源的部位不同,早搏可分为房性早搏(简称"房早")、房室交界性早搏及室性早搏(简称"室早")。其中,室早不仅是最多见的早搏,还是最常见的心律失常。早搏发出的部位越高,离窦房结越近,心电图畸形越不明显,房早就属于此类。图 5-5 中第 3 个 QRS 波提前出现,与前后窦房结发出的心电波形差别不大,属于典型的房早。

反之,早搏起源的部位越低,越远离窦房结,畸形越明显。室早就是如此。如

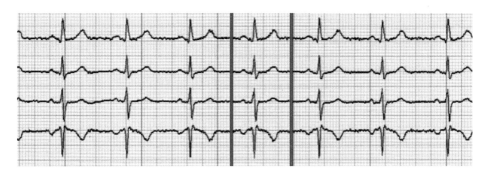

图 5-3　心电信号在不同导联上的 QRS 波形。

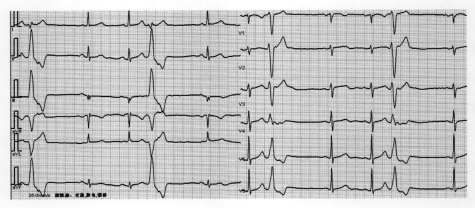

图 5-4　室性早搏。

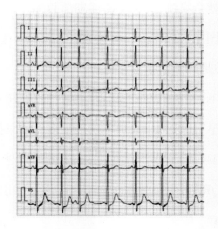

图 5-5　房性早搏。

图 5-4 所示的就是典型的室早,提前出现,宽大畸形。

早搏可能会引起前述的那些症状,也可能没有任何症状。早搏是否引起症状及症状的轻重与早搏的多少无关,与患者的敏感度、病程的长短有关。敏感度高的患者、新近出现早搏的患者,症状都比较明显。

(二)诊断早搏的依据

第一步,确定是否有早搏。当患者出现某些特殊情况时,要想到早搏的可能性,例如,突发的心跳沉重感、停顿感、失重感、脉搏不整齐或有脱漏的情况。此时如果医生听诊或心电图发现了早搏,早搏诊断就确定无误了。但是医生听诊只能发现极少数的早搏,而且听诊根本无法区分早搏的类型。

第二步,区分早搏类型,即确定是房早、交界性早搏还是室早,抑或是混合性早搏(如既有房早又有室早)。仅凭患者的症状和医生的听诊无法区分上述各种早搏。在这种情况下,心电图将有助于诊断。心电图既能确定是否存在早搏,还能区分早搏的类型。然而许多患者在察觉到心率异常而前往医院后,无论是通过医生听诊还是做心电图都无法发现问题。这的确是客观事实,因为医生听诊最长超不过 1 分钟,绝大多数都只有 15 秒,心电图记录的时间更是只有几秒至十几秒。在这么短的时间内,医生也好,心电图也罢,只能抓住频发的早搏,难以发现偶发的早搏。

后来有了动态心电图技术,能够连续不断地记录 24 小时的心电图,计算出 24 小时内早搏的数量。它能敏锐地发现早搏,准确地分辨早搏类型。如今,医院还开展了 72 小时,甚至是 7 天的长程动态心电图监测,几乎再也没有早搏漏诊的情况发生。

第三步,探寻早搏的原因。这是为早搏的治疗提供依据。引起早搏的原因分为两大类:生理性早搏和病理性早搏。

所谓生理性早搏,就是指患者没有器质性心脏病,至少在现阶段没发现有器质性心脏病的证据。生理性早搏常常由情绪紧张、喝浓茶、饮浓咖啡等因素诱发。也有一些生理性早搏找不到任何原因和诱因。生理性早搏预后良好,完全不需要治疗。

导致病理性早搏的疾病多种多样、千差万别,最常见的是心脏病。心脏各个结构,包括心肌("墙壁")、心包("外衣")、冠状动脉("水管")、传导系统("电路")的病变都可以引发早搏。大部分的心脏疾病可以通过现有的技术手段被发现和确诊。例如，冠脉造影可以发现冠心病；心脏彩超可以发现心肌病和心瓣膜病。然而，仍然有一部分心脏疾病难以通过现有临床常规技术手段确诊，如遗传性离子通道病可以引起各种心律失常，当然也包括早搏，它是由基因改变引起的，需要通过基因检测才能确诊。

还有一些非心脏疾病（如低钾血症）或某些药物的副作用也可以引起早搏。

十、需要治疗的早搏类型

临床上最常见的早搏是室早，对患者造成的困扰最多的也是室早。下文将以室早为例介绍早搏的治疗原则。

医学上对室早的认知和治疗经历了一个不断发展的过程。过去的观点认为，室早非常严重，把室性早搏、室性心动过速、室颤看成是有连续递进关系的疾病。其中，室颤最为严重。

然而，室早并不是注定要演化成室颤。现在的研究证实室早与室速和室颤之间并没有必然的关联。近20年来，医学界逐渐完善了室早的治疗理念、原则和方法，那就是根据室早的原因、数量、患者的症状综合判断，决定是否需要处理，用什么方式处理。

室早治疗的首要目标是减少室早诱发的恶性心律失常（室性心动过速、室颤），次要目标是减少室早的发生及对心肌的损害，最后考虑的才是减轻室早引起的症状。

（一）病理性室早的治疗

心肌缺血、心肌梗死、心肌病、心力衰竭等严重心脏疾病引发的室早均属于病理性室早，与恶性心律失常的关联度很高。换言之，病理性室早容易引发室颤，造成心源性猝死，预后不良。无论是频发还是偶发，病理性室早都需要积极治疗，坚决斩断室早和恶性心律失常的联系。

能担此大任的药物是价廉物美的大众药——β-受体阻滞剂，如倍他乐克、比索洛尔、索他洛尔等。此类药物能明显降低患者室颤的风险，具有预防心源性猝死的作用。

如果患者已经有室速发作的证据及室颤发作的风险，就要积极预防室颤，避免猝死。具体措施是尝试室早的射频消融术或安装除颤起搏器（ICD）。

(二)生理性室早的治疗

1.生理性偶发室早

因为生理性偶发室早不增加患者心源性猝死的风险，不对心脏产生不良影响，所以可以不用药。这类患者最需要的是理解生理性室早的良性预后，克服焦虑紧张情绪，避免吸烟、喝浓茶、喝浓咖啡等诱因。

目前，偶发室早标准是 24 小时室早总数不超过 5000 次，或室早总数小于心跳总数的 10%。超过上述标准就称为频发室早。

2.生理性频发室早

虽然生理性频发室早与室颤关联度很低，不引起恶性心律失常和心源性猝死，但是长期存在的频发室早对心肌有伤害，可能引发心动过速性心肌病。因此，生理性频发室早也需要治疗。

频发室早的标准是 5000 次/24 小时以上，甚至达到上万次。

治疗的首选方案为室早射频消融术。这是目前能根治室早的唯一方法。曾经有 24 小时 5 万次以上的室早患者接受射频消融术后完全康复的案例。

不适合射频消融或消融不成功的患者只能选择药物治疗。可以选择的药物有如下几种。

（1）β－受体阻滞剂。这种药物仍然是首选药物，需要终身服用。然而想要靠β－受体阻断剂根治室早并不现实。β－受体阻滞剂作用的关键是减少室早的数目，降低室早对心肌的损害。

（2）"染发剂样"抗心律失常药。有一些治疗室早的药物具有染发剂的特点。使用期间室早消失，一旦停用则立刻发作，根本无法停药。

长期使用"染发剂样"抗心律失常药可引发较多副作用，最严重的是抗心律失常药物的致心律失常作用。顾名思义，此类药物会导致患者治疗心律失常的同时产生心律失常，且此类药物带来的心律失常可能比其消除的心律失常更为严重，更具伤害性。

"染发剂样"抗心律失常药的代表是美西律（慢心律）和普罗帕酮（心律平）。服用后控制室早的效果非常明显，甚至可以在一定时间段内使室早完全消失，可停药后室早又会全面回归，长期服药可能带来更严重的心律失常。

因此，"染发剂样"抗心律失常药仅限于生理性室早的患者症状极重时的短期对症治疗，不适合长期服用，禁止用于病理性室早。

2022 年初发表在欧洲心脏病杂志《ESC》的一项研究显示：随访 6 年，24 小时内发生室早 1 万次或 2 万次以上的患者与 <5000 次或未患有室早的普通人相比，死亡率没有明显差别。这减轻了生理性室早患者的担忧。

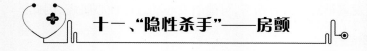

十一、"隐性杀手"——房颤

(一)房颤的定义

房颤是心房纤颤的简称，指心房肌发生了纤维颤动，由 60~80 次/分的规律搏动变为没有节律性、没有方向性的细碎蠕动。

引发房颤的病因多种多样，既包括心脏科的疾病，如高血压、冠心病、心脏瓣膜病、心力衰竭、窦性心动过缓；也包括非心脏科的疾病，如甲状腺功能亢进；还有许多房颤查不出任何原因，此类房颤被称为"特发性房颤"。

大部分房颤在早期是阵发性发作。房颤发作时，正常的窦性心律被压制，心跳混乱、不规则，心率快，通常为 120~150 次/分，部分患者心率可达到 180 次/分以上。患者摸脉搏时无法计数自己的脉率，只觉得心慌、胸闷、气短、全身无力、出冷汗，甚至有濒死感，有的患者还会出现血压下降、心绞痛、急性左心衰竭等严重的情况。图 5-6 中的心电图显示患者房颤发作时心室率达到 150 次/分，伴有广泛导联的 ST 段下移，说明患者发生了严重的心肌缺血。

房颤结束后，心率恢复为窦性心律，患者的状态与正常人无异。处于阵发性房颤阶段时，房颤常常毫无征兆地突然发作，因此患者会感觉非常痛苦。也有少数患者，在阵发性房颤阶段没有任何感觉，悄无声息地进入下一个阶段——持续性房颤和永久性房颤。

进入持续性房颤和永久性房颤阶段后，患者的心跳不再像阵发性房颤时那般快，心律也保持在房颤的状态。患者逐渐适应这种状况后，症状反而减轻，甚至完全没有症状。然而，在这种状态下，患者极易出现心房血栓，进而导致灾难性脑梗死。

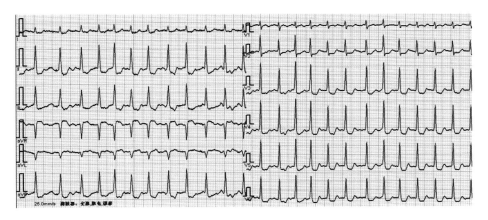

图 5-6　房颤发作时，患者发生严重心肌缺血。

正常心脏的泵功能主要靠心室的收缩、舒张来完成。心房主要充当血液流经的通道，所以心房肌薄，收缩力弱。心房微弱的收缩力主要用于保证流经心房的血液能目标一致地流向心室腔，不会瘀滞在心房内较狭窄的部位，如心耳处。这样才能保证心房内不会有血栓形成。

房颤发生时，心房的收缩变成细碎蠕动，此时经过心房的血液流动缓慢，徘徊瘀滞，导致左心耳等部位慢慢淤积血液，形成血栓。

血栓柔软疏松，极易脱落，而脱落的血栓将随血流进入心室，再流出心室，进入主动脉。在主动脉中，血栓最容易进入的就是供应大脑的动脉。血栓进入这个分支后，将堵塞脑动脉，阻断血流，形成脑栓塞。脑栓塞的直接后果就是脑细胞缺血坏死，即脑梗死，也称缺血性脑卒中。脑梗死一旦抢救不及时，就会危及患者生命。

除此之外，血栓还可能进入主动脉的其他分支，如肾动脉、脾动脉、肠系膜动脉、下肢动脉，造成肾坏死、脾坏死、肠坏死、下肢坏死、足坏死等。

（二）房颤的确诊方法

已经发生的房颤可以通过听诊发现。房颤的听诊特点是心音强弱不等、心律不齐、脉短促（每分钟脉搏次数小于听诊所得的心跳次数）。

当然，确诊房颤最重要的手段是心电图。持续或永久性房颤的患者可通过心电图确诊房颤。

阵发性房颤的患者只有在发作时才能通过心电图捕获症状，而在间歇期，普通心电图检查对诊断房颤意义不大，此时患者可以考虑接受动态心电图检查。

（三）房颤的治疗

房颤确诊后需要系统治疗，每个患者的治疗手段不同，治疗效果也不同。有的患者仅通过一次治疗即可治愈房颤，并维持终身；而有的患者可能需要终身用药控制房颤,预防血栓。

1.阵发性房颤的治疗

阵发性房颤阶段,患者的心跳反复在房颤和窦性心律之间切换,导致患者感觉恐惧、痛苦。阵发性房颤发作后通常需要通过医疗干预终止。

终止房颤转复为窦性心律的医疗手段称为房颤转复。房颤转复分为药物转复和电击转复两种。

(1)药物转复。对于阵发性房颤患者,医生常使用的治疗手段为静脉注射洋地黄,或静脉输注胺碘酮(可达龙),还有可能给予口服普罗帕酮(心律平)。但药物转复耗时长,少则数十分钟,多则数天。

(2)电击转复。有的患者房颤发作时心率过快,会出现严重的并发症,如心功能不全、低血压,甚至有休克的迹象。此时需要采用电击转复,迅速终止房颤。

电击转复房颤的全过程看似与电击转复室颤无区别,都是将除颤电极置于患者胸前的不同位置,按下电钮放电,随后患者心跳恢复。

但实际上,两者有两点不同。第一点关乎性命,那就是室颤的电击除颤是非同步的,房颤的电击除颤要同步。室颤时没有有效的心脏电活动,找不到一个有效的心电信号作为参照信息来指导电击除颤的放电时机,所以只要充电到足够功率即可人工启动放电,不定时、不定点、不同步。房颤时心跳虽然较快,但心室仍然能见到规律的心电信号。电击除颤放电的时机必须和患者的心室电信号同步,要定时、定点,否则不但不能转复房颤,还会导致患者发生室颤。因触电和雷击死亡的患者就是被外来的强大电流非同步电击心脏造成室颤而死亡的。同步电击的时间窗只有数毫秒。除颤器能够精确地把握放电时机,医生只需要在除颤器上选择不同的按钮,房颤时选择"同步"按钮,室颤时选择"非同步"按钮,然后充电,即可使除颤器自动放电。

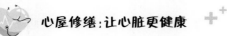

第二点关乎人道主义。室颤的患者没有意识，通常是电击转复成功后才能恢复意识，所以电击的全过程对于患者来说是无知无感的。房颤患者意识清楚，如果目睹电击转复的全过程，可能会产生恐惧情绪。所以房颤转复需要事先静脉给予镇静剂，让患者入睡后再进行电击。

2.持续性房颤的治疗

持续性房颤的最佳治疗方法是房颤的射频消融。射频消融不仅适用于持续性房颤患者，对于阵发性房颤发作频繁的患者也是一个不错的选择，这是目前根治房颤唯一有效的手段，是房颤治疗的新方向。

一般来说，阵发性房颤的患者射频消融成功率最高，消融成功后也容易维持窦性心律。一旦变成持续性房颤，消融成功率将显著降低。因为长期存在的房颤会导致心房产生结构重构和电重构，这种体内普遍存在的正反馈自我强化效应让房颤越发顽固，从而使患者进入永久性房颤阶段。

3.永久性房颤的治疗

永久性房颤会引发心房血栓，随时可能危及患者的生命，且对患者的生活质量造成严重影响。

然而，血栓形成可以通过医疗手段阻止。阻止血栓形成的方法有两种——手术和药物。

（1）左心耳封堵术。房颤发生时，心房血液排空不畅，引发瘀滞，会在狭窄的部位形成血栓，左心耳是最易产生血栓的部位。左心耳封堵术可将左心耳"填平"，消除心房内血栓生成的结构基础，从而抑制血栓形成。

（2）终身服用抗凝药。这是另一种防止血栓形成的方法。目前临床上常用的抗凝药有华法林、达比加群、利伐沙班、阿派沙班等。它们抑制参与凝血过程的凝血因子。抗凝药阻止凝血因子发挥作用，阻止血栓形成。凝血因子由肝脏不断生成,这就要求患者终身服用抗凝药物。

在服用抗凝药期间,患者不会产生任何症状,也不会有身体状况或精神面貌的改善。因为抗凝药最大的效果就是抑制血栓形成,从而杜绝脑栓塞或其他部位的栓塞。抗凝药最常见和最严重的副作用是出血。一旦发生出血,特别是脑出血,就将危及患者生命。所以终身服用抗凝药物的患者,不仅需要关注药物是否有效,还要随时警惕出血的发生,而且一旦出现任何临床情况,就意味着不是因治疗失败而出血发生栓塞,就是出现了严重的副作用引发出血。

当然,临床上也有一些能评估心房内是否有血栓形成,服药者是否有出血风险的手段。

最常用于发现心房内血栓的检查是心脏彩超。这里说的心脏彩超不是体检时常用的经胸心脏超声,因为其对于心房内血栓不够敏感,会漏诊一些体积较小、部位隐蔽的血栓。最可靠的是经食管心脏超声检查,该方法是将超声探头经口腔送入食管,紧贴左心房进行探查,从而发现藏在狭窄部位的小血栓。

也可以通过抽血检测溶栓二聚体,这是一个能够准确反应血栓的指标,但无定位意义。

对于服用华法林的患者,需要终身监测凝血酶原比值(PTR),还要将其换算成能在不同实验室进行比较的国际标准化凝血时间(简称"INR 值")。通过观察INR 值,一方面可以评估抗凝是否有效;另一方面可以监测是否会发生出血。

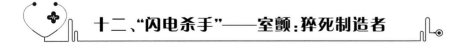

十二、"闪电杀手"——室颤:猝死制造者

外表健康或所患疾病被认为无致命风险的患者,突然发生的、不可预料的、非创伤性的、在症状出现后一小时之内发生的死亡称为猝死。

心源性猝死特指由心脏原因引起的猝死。75%的猝死为心源性猝死,具有发病突然、进展迅速、死亡率高和难以预测的特点。

心源性猝死的直接原因是心脏骤停。心脏骤停时，心脏收缩、舒张突然停止，停止有效射血，导致患者死亡。

严格意义上讲，心脏骤停患者复苏失败后的死亡才被称为心源性猝死，复苏成功者被称为心脏骤停幸存者。

2022 年 ESC 公布，全球范围内，每年有多达 600 万人发生心脏骤停，其中幸存者不到 10%。

在我国，每年发生心脏骤停的人数约为 60 万。直观的表述就是，每天约有 1600 人发生心脏骤停，平均每分钟至少发生 1 例。

导致心脏骤停的直接原因绝大多数是室颤（图 5-7）。正常心肌细胞依赖规律的心电信号产生有节律的收缩，形成稳定的心跳，保证心脏持续不断供血。发生室颤时，心脏电路快速无规则地放电，使规律的心电信号消失，心室肌的电活动变得细碎、不规整，导致心室肌规律的收缩舒张完全停止，取而代之的是没有节律性、没有方向性的细碎蠕动。由于无法形成有效心跳，不能泵出血液，因此心脏实际处于停跳状态。

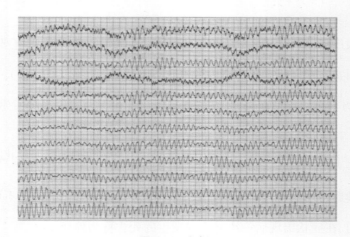

图 5-7　室颤。

心脏停止泵血后 3 秒,患者会发生意识丧失,抽搐倒地,这被称为心源性脑缺血综合征。如果在 6 分钟之内没有恢复有效供血,脑组织得不到血流灌注,就会出现不可逆的脑死亡。随后各器官相继出现缺血坏死,进入整体死亡状态,这被称为"心源性猝死"。现代医学认为,脑死亡是人体死亡的标志。

其他引起心脏骤停的原因还有室性心动过速、心室扑动、心动过缓或心电静止。心电静止是指心脏的电活动完全消失,心电图显示为一条直线,机械活动完全停止,被称为全心停搏。

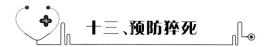

十三、预防猝死

对于心源性猝死,关键在预防。发生心脏停搏通常需要具备两个条件:基础心脏疾病和诱因。防止猝死就是要及时发现和治疗基础心脏疾病,消除猝死发生的隐患,同时避免诱因。

(一)具有猝死风险的基础心脏病

1.冠心病

冠心病是引发猝死的第一大疾病。75%~80%的心源性猝死是由冠状动脉疾病引起的。其中急性心肌梗死是导致猝死的最主要原因。所以避免患上冠心病及避免冠心病患者发生猝死尤为重要。

健康的生活方式,如不吸烟、均衡饮食、减重、锻炼及减轻压力,有助于避免冠脉内斑块聚积和血栓形成。中老年人要定期体检,尽早发现冠心病的易患因素和冠脉病变,开展有针对性的治疗和预防。对于有冠心病易患因素和各种动脉粥样硬化的人群,简单的药物治疗,如阿司匹林、他汀类药物、β-受体阻滞剂等,能有效降低冠心病猝死的风险。

2.心力衰竭

心力衰竭是各种心脏病的共同终点。心力衰竭患者大部分死于室颤,所以此类患者也是心源性猝死的高发人群。

3.原发性心电疾病

这是一大类由心脏"电路"异常、心肌细胞离子通道异常引发的以心脏电活动紊乱为特征的疾病,包括特发性室颤、长 QT 综合征、儿茶酚胺敏感性多形性室性心动过速、Brugada 综合征等。这些疾病的共同特点是通过常规临床手段检查难以发现心脏异常,但存在突发室速、室颤、心脏停搏的风险。很多患者反复发生晕厥,如果不加以重视,可能就会发生猝死。

对于这类患者,需要由专业的心内科医生诊治。对于反复晕厥发作者,除了需要进行 24 小时动态心电图监测,可能还需要长程(3 天、7 天)心电图监测,甚至需要通过植入式心电监测器(ICM)才能发现严重的心律失常。

许多原发性心电疾病由遗传性基因异常所致,因此,需要对患者进行遗传性心脏病的基因检测。50 岁以下心源性猝死患者要考虑有遗传性心脏病的可能性。其家属也有猝死风险,应对其家属进行相关的询问和检查,包括基因检测。

原发性心电异常患者在发生恶性心律失常前,常有特定的触发因素,如剧烈的竞技运动、压力等,这类患者首要的预防措施是调整生活方式。

在药物预防方面,除了 β-受体阻滞剂,可能还需要使用更专业的药物,如维拉帕米、奎尼丁、美西律。药物的选择和用量必须由医生来决定。

其他引起室颤和猝死的原因还有心肌病、心肌炎,心脏瓣膜病等。

临床上大致的规律是,50 岁以上的成年人发生猝死的主要原因是冠心病。50 岁以下的成年人发生猝死的原因中,冠心病依然占多数,其他罕见的心脏病主要见于 50 岁以下的中青年人群。

(二)猝死的诱因

1.清晨时刻

清晨是人体交感神经系统在一天中最活跃的时刻。交感神经兴奋,一方面使外周血管收缩,血压升高,心脏负担加重;另一方面使心肌收缩力增强、心率增快,心肌耗氧量增加。此时还可同步发生血压晨峰现象,表现为血压升高并大幅波动。这使得原有血管中动脉粥样硬化斑块容易破裂。夜间饮水少,人体脱水导致血液呈现高凝状态,因此在斑块破裂处极易形成血栓。所以心脑血管病的急症,如急性心肌梗死、急性脑梗死、脑出血容易在清晨出现。建议所有中老年人在清晨起床时动作要缓慢,起床后立即将需要在早晨服用的药服下,多喝水,不要在早晨进行运动锻炼。

2.用力大便

便秘、大便不畅、大便用力会导致血压升高,心率加快,心脏负担增加,诱发心肌梗死、脑梗死、脑出血等。许多猝死都发生在用力排便时。建议中老年人如厕时切忌用力过猛。排便不畅时可以辅助使用润肠通便药,平时注意饮食调节。

3.情绪激动

情绪波动、大悲大喜会导致交感神经系统及肾素血管紧张素系统兴奋性异常增加,诱发心跳加速、血管收缩、血压升高,继而引发各种心脑血管急症。所以,中老年人遇到任何反常情况都要提醒自己保持冷静。

4.运动

剧烈运动是诱发心源性猝死的重要因素。未经正规训练的年轻人在运动中猝死的风险高于经过训练的运动员。运动员的心源性猝死发生率随着年龄增长

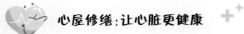

而增加。所以运动员应在赛前进行心血管评估，以明确是否存在隐性疾病，防止心脏停搏。在中老年运动员中，最常见的心源性猝死病因仍然是冠状动脉疾病，建议中老年运动员在剧烈运动之前接受冠心病相关检查及猝死风险评估。

5.吸烟饮酒

烟草可破坏血管内皮功能，促进冠状动脉粥样硬化发生，这是猝死的基础。吸烟还可作为诱因，诱发冠状动脉痉挛，引起心肌缺血，触发斑块破裂，引起急性心肌梗死和急性脑梗死。

饮酒后血液循环加速，血流动力学改变，也容易诱发斑块破裂，引发急性心肌梗死和脑梗死。

6.洗澡

洗澡使全身血管扩张，循环加速，增加心脏负担。浴室空气中水蒸气占比较多，氧气占比相对较少，因此长时间洗澡会导致缺氧，产生胸闷、憋气、头晕，甚至晕厥的症状。

因此，不要在饱餐或饥饿时洗澡，洗澡水的温度不宜过高，可与体温一致，洗澡时间不宜过长。老年人洗澡时最好有他人的帮助或陪伴。

7.鼾症

鼾症俗称打鼾，学名为阻塞性睡眠呼吸暂停低通气综合征，是具有潜在危险的疾病。睡眠过程中反复发生呼吸暂停，导致低氧血症和二氧化碳潴留，可诱发心肌缺血、心肌梗死、猝死等。有鼾症的患者应该尽早去耳鼻喉科诊治。夜间睡觉时避免平卧，应该选择侧卧位入睡。

8.久坐不动

久坐不动容易诱发心肌梗死、脑梗死、脑出血、肺栓塞等疾病。因此，应避免久坐，定时起身活动。

9.过劳

长期工作负担过重、精神压力超载、熬夜、睡眠不足也是心源性猝死的危险因素,应注意在工作的同时适当放松。

上述各种诱因可以单独作用,也可以重叠加强。在极个别的情况下,一些没有基础心脏病的人发生心源性猝死就是因为强烈的诱因触发交感神经兴奋。

(三)猝死预防的医疗手段

除了消除心脏基础疾病,避免诱因外,一些医疗干预也具有预防猝死的作用。

最简单、有效的预防措施是服用 β-受体阻滞剂,如倍他乐克、比索洛尔、索他洛尔、拉贝洛尔等。此类药物的作用是提高室颤发生的阈值,使那些平时可能诱发室颤的恶性刺激的危险性降低。β-受体阻滞剂是既便宜又有效的猝死预防药物。

对于确诊冠心病及尚未确诊但有冠心病危险因素,如高血压、高血脂、糖尿病的人群,抗血小板药物(阿司匹林)、降脂药(他汀类药物)能有效预防动脉粥样硬化,防止血栓形成,减少猝死发生的诱因。

对于被明确诊断为具有高危室颤风险的患者,有必要安装植入式心脏除颤起搏器(ICD)。这相当于在患者体内植入了一台电除颤器,能够随时以极快的速度完成识别室颤、终止室颤、起搏心脏的流程,从而避免猝死的发生。

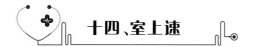

十四、室上速

室上速是室上性心动过速的简称。广义的室上速包括多种疾病,但在临床上提到室上速,医生都默认为是阵发性室上性心动过速。

如果心脏电路在中途额外延伸出一根"电线",并与原本的电路上下接通,即可形成一个环路。电信号可以围绕这一环路以极快的速度不停地转圈,每分钟可以转 150~250 圈，并以同样的频率向外传递电脉冲，压制并取代窦房结发出的最高指示——窦性心律，控制整个心脏。心脏不得不按照这样的速度来收缩舒张。心跳由原本的 60~100 次/分变为 150~250 次/分。因为这一环路位于心室以上的部位，所以称为室上性心动过速。如果环路较小，局限在房室结中，则可引起房室结折返性心动过速；反之，如果环路较大，超出房室结范围，就称房室折返性心动过速，后者也被称为预激综合征。

室上速如果发生在没有基础心脏疾病的年轻人中，仅有突发的心慌、胸闷、头晕、乏力、焦虑不安，一般不会危及生命。如果发生在已有冠心病的患者中，这类患者本来就存在冠脉狭窄，一旦发生室上速，心跳就会升至 150 次/分以上，心肌耗氧量也会迅速增加，患者必然会发生心绞痛，甚至发生急性心肌梗死和猝死。如果患者有心功能不全，室上速发作时突然增加的心脏负担必然会带来巨大风险，患者会出现急性左心衰竭、晕厥，甚至是猝死。老年患者心脏储备功能下降，面对这种突如其来的快速心跳，症状也会极为严重。临床上见到许多老年患者因发生心动过速时脑供血不足而突发虚脱、晕厥。

室上速发作时，可瞬间带给患者强烈不适或巨大灾难，而在不发作时，患者可以完全没有症状。此外，患者不知道室上速何时发生，也不知道何时结束、持续多长时间。有的患者症状持续数秒或数分钟，有的持续数小时，少数患者如果不干预将永无休止。有的患者能自行终止症状，甚至仅需深吸一口气即可，而有的患者则必须到医院接受静脉用药或者电击转复才能终止症状。随着患者年龄增长，室上速发作会越来越频繁，持续时间会越来越长，转复越来越困难。

进入 20 世纪 90 年代，射频消融术开始在临床使用。这种技术通过微创手术，用射频能量把心脏里多余的"电路"切断，拆除导致室上速发生的环路，从而达到根治室上速的目的。技术的进步为室上速患者提供了极大的帮助。而且室上速射频消融术也是心脏科成功率最高、效果最好、最具根治意义的手术。

· 后记 ·

　　尽管通常情况下后记都是由作者来对书籍出版后的相关近况进行描述，但这篇后记是作为女儿的我自告奋勇来写的。既然是后记，就不想再赘述《心屋修缮：让心脏更健康》的科普性及寓教于乐的特点，相信能够读到这一部分的您已经有了亲身的体会。但在这里，我想向您展示我母亲更为立体的形象，这可能会帮助您获得更好的阅读感与内心的温暖。

　　《心屋修缮：让心脏更健康》的问世归功于我母亲在 2019 年 10 月创办的"伊心力意"公众号，而这个公众号也是因缘际会下迸发的产物。起初我表姐一句漫不经心的建议，竟迎来了如此丰厚的成果。

　　令我特别欣喜的是，母亲在脱下白衣、离开临床岗位后，找到了一种"something bigger than herself"的状态，带着"自娱自乐"的精神，完成了一篇又一篇短小精悍的科普文章。而在这三年多的时间，我见证了她的笔耕不辍，也佩服她自学公众号运营、视频制作的潜心钻研。当然，我也开导过为文章素材而苦恼不已的母亲，并在电台催稿时提醒她勿忘"自己已经退休的身份"。

　　我总是期望有一个更为广阔的舞台去炫耀我的母亲，我们亦师亦友，少时也亦仇亦怨，这带给了我一种较大多数女儿更为丰富的、多维的情感互动。在多年的母女相处过程中，她对我的身教总是多于言传，并让我拥有了自认为身而为人最闪闪发光的品质——勇气。

最近在等待孩子学画画的时候(对啦,我也是两个孩子的母亲啦!)又翻到了龙应台先生写的《目送》,最经典的那段莫过于她对父母、子女缘分的理解:"我慢慢地、慢慢地了解到,所谓父女母子一场,只不过意味着,你和他的缘分就是今生今世不断地在目送他的背影渐行渐远。你站在小路的这一端,看着他逐渐消失在小路转弯的地方,而且,他用背影告诉你,不必追。"现在再读,我却生出一些另外感悟:我和母亲今生今世都是在互相目送对方渐行渐远的背影,因为我们终将分离。但这分离中却有着多次的回首,那是我们两人之间独一无二的体会与修行。

特别感谢我的挚友吴瞳对"后记"的指正,她说这也是"为了帮助您们获得更好的阅读感",更是对我的母亲——她的忘年交身上散发的柔韧且蓬勃的女性力量表示的由衷感佩。

女儿杨尹

2022 年 11 月 8 日

记录于窗边